W0223402

Mads Jonte Thalberger

Basisch gesund & glücklich! Kochbuch für basische Ernährung

160 basische Rezepte zum Entgiften & Regulieren des Säure Basen Haushalt, Basenfasten & basisch kochen ganz einfach inkl. vegane Rezepte

ISBN: 9798840442982

Inhaltsverzeichnis

Vorwort

Liebe Leserin, lieber Leser,

vielen Dank für den Kauf dieses Buches!

Damit unser Körper gut funktionieren kann, ist eine gesunde, basische Ernährung sehr empfehlenswert. Denn sie enthält alle Nähr- und Mineralstoffe, die wir brauchen, um leistungsstark, fit und vital zu bleiben.

Oftmals essen wir zu viel von den „falschen" Fetten, auch wenn Fett zwar grundlegend nicht verkehrt ist, da unser Körper Fett braucht, um funktionieren zu können. Zu den falschen Fetten kommen noch zu viele Süßigkeiten und ja, auch die Chipstüte gehört bei vielen Menschen mit zum Fernsehprogramm. Alles Produkte, die uns mehr schaden, als dass sie unserem Körper guttun.

Wer sich eine Zeit lang basisch ernährt, wird bereits nach ein paar Wochen feststellen, dass er auf einmal gar kein Verlangen mehr nach all den zuvor genannten Dingen hat. Denn die basische Ernährung hält viel Leckeres für Sie bereit – nur eben auf gesündere Weise.

Aber keine Angst: Sie brauchen nicht zu hungern. Es geht bei der basischen Ernährungsweise nicht darum, wenig zu essen; es geht darum, das Richtige zu essen. Mit der richtigen Ernährung werden Sie sich fit, vital und voller Energie fühlen – für manche Menschen ein völlig neues Lebensgefühl.

Lassen Sie sich auf das Abenteuer „basische Ernährung" ein und schauen Sie, welche positive Veränderung sich einstellen werden. 160 leckere Rezepte warten in diesem Buch auf Sie.

Ich wünsche Ihnen viel Spaß mit diesem tollen Kochbuch und drücke Ihnen ganz herzlich die Daumen für Ihre Ernährungsumstellung.

Mads Jonte Thalberger

Teil 1: Grundlegendes zur basischen Ernährung

Unsere Gesundheit hängt von vielen, unterschiedlichen Faktoren ab – die Ernährung ist aber eines der wesentlichsten Dinge, die wir selbst steuern können, damit es uns körperlich, geistig und emotional gut geht. Hierbei spielt das Verhältnis der Nährstoffe in den jeweiligen Lebensmitteln eine große Rolle und auch der Energiegehalt muss stimmen. Damit unser Körper gut funktionieren kann, ist ein ausgeglichener Säure-Basen-Haushalt enorm wichtig.

Die meisten Menschen essen aber mehr säurebildende als basenbildende Lebensmittel, da oftmals Fleisch, Wurstwaren, Weißmehl, Fastfood, Zucker, Kaffee sowie kohlensäurehaltige Getränke und Alkohol den Speiseplan bestimmen.

Ob die jeweiligen Lebensmittel sauer oder basisch sind, kann man nicht am Geschmack erkennen. Eine Zitrone beispielsweise reagiert im Körper basenbildend; sie ist somit ein sehr gesundes Lebensmittel, obwohl sie sauer schmeckt. Zucker hingegen ist trotz der Süße im Geschmack ein „saures Lebensmittel" und verhält sich im Körper daher säurebildend.

Basenbildende Nahrungsmittel enthalten vor allem sehr wichtige Mineralstoffe wie Kalium, Eisen, Mangan, Zink und Natrium. Zu diesen Nahrungsmitteln zählen Kräuter, Obst, Gemüse und Mineralwasser ohne Kohlensäure.

Grundsätzlich gilt bei der basischen Ernährung:

Es kommt nicht darauf an, ab sofort nur noch basische Nahrungsmittel zu sich zu nehmen. Denn auch in etlichen sauren Lebensmitteln können sich durchaus wertvolle Mineralstoffe und Spurenelemente befinden, von denen der Körper profitiert. Wichtig ist immer das Verhältnis zwischen Basen und Säuren bei der Nahrungszufuhr. Nehmen Sie **80 % basische** und **20 %**

saure Lebensmittel zu sich, so unterstützen Sie die Balance zwischen Basen und Säuren in Ihrem Körper.

Auch bei den Getränken sollte ein Auge auf die Säure- und Basenbildung geworfen werden.

Zu den basischen Getränken zählen:

Kräutertee, stilles Wasser, frischer Gemüsesaft sowie Mandel- oder Hafermilch (Mandel- oder Haferdrink) – alles natürlich ungesüßt.

Buttermilch ist ein hervorragender, schwachbasischer Kalziumlieferant. Daher sollte sie am besten täglich auf dem Speiseplan stehen. Ob mit oder ohne pürierte Früchte oder Kräuter – sie ist immer ein gesunder Drink für zwischendurch. Gleichzeitig trägt sie bekanntermaßen noch dazu bei, dass kleine Fettpölsterchen leichter verbrennen.

Zu den basischen Gemüsesorten zählen:

Blumenkohl, Gurke, Möhre / Karotte, Kohlrabi, Pilze, Lauch, Spargel, Sellerie, Zucchini, Spinat, aber auch Brokkoli und Kartoffel.

Damit die Säuren im Körper neutralisiert werden können, ist es wichtig, in jede Mahlzeit mit sauren Nahrungsmitteln auch viele basische Nahrungsmittel zu integrieren. Ausnahmen, die ja manchmal unvermeidbar sind, beeinträchtigen Ihre Ernährung nicht, wenn sie vorwiegend aus basischen Lebensmitteln besteht.

Basische Kräuter und Salate, die den Speiseplan bereichern:

Rucola, Eisbergsalat, Brennnesseln, Dill, Basilikum, Löwenzahn, Maggikraut / Liebstöckel, Koriander, Kreuzkümmel, Oregano, Petersilie, Salbei und Rosmarin sowie Mandeln zählen dazu.

Säuren und Basen sind weder schlecht noch gut – es kommt immer auf die richtige Balance an. Ihre Ernährung sollte aber auf jeden Fall aus weniger säurebildenden und dafür aus mehr basenbildenden Lebensmitteln bestehen.

Regelmäßig auf den Tisch kommen sollten die nachfolgenden basischen Obstsorten:

Avocados, Bananen, Ananas, Mangos, Clementinen, Mandarinen, Kirschen, frische Datteln, Feigen, Himbeeren, Heidelbeeren, Orangen, Pfirsiche, Aprikosen, Mirabellen, Stachelbeeren, Trauben, Limetten, Papayas, Quitten, Pampelmusen, Pflaumen / Zwetschgen, Birnen, Trockenfrüchte, Sternfrüchte, Zitronen, Melonen, Erdbeeren, Kiwis, Zitronen und Äpfel.

Wie kommt es im Körper zu einer Übersäuerung?

Die basische Ernährung ist ein Konzept, für das es bisher (noch) keine wissenschaftlichen Belege gibt. In diesem Konzept wird die Meinung vertreten, dass der Säure-Basen-Haushalt aus dem Gleichgewicht geraten kann. Dann spricht man von einer **Übersäuerung** des Körpers. Diese Übersäuerung entsteht laut Konzept dadurch, dass wir viel zu viele säurebildende Lebensmittel wie beispielsweise Fleisch, Zucker sowie Weißmehlprodukte verzehren und im Gegenzug viel zu wenig von den basischen Lebensmitteln zu uns nehmen.

Hierbei ist wichtig zu wissen, dass eine Übersäuerung des Körpers nicht im schulmedizinischen Sinne zu verstehen ist. Wenn Ärzte von Übersäuerung

(**Azidose**) sprechen, meinen sie die Übersäuerung des Blutes, welche in aller Regel Ursache einer schwerwiegenden Erkrankung oder Stoffwechselstörung ist. Der Säure-Basen-Haushalt des Blutes wird durch die Funktionen der Lunge und der Nieren in einem sehr engen Bereich konstant gehalten. Es ist also nicht möglich, mit einer dauerhaften stark säurebildenden Ernährung eine Azidose (im schulmedizinischen Sinne) des Blutes zu verursachen, wenn Sie sonst keine anderweitigen schwerwiegenden Erkrankungen haben, die von sich aus bereits zu einer Azidose führen können. Dennoch ist die basische Ernährung eine gesunde Ernährungsform und wird Ihrem Wohlbefinden und Ihrer Gesundheit zugutekommen, wenn Sie sie praktizieren.

Wann zeigt die basische Ernährung positive Ergebnisse?

Das kann man nicht pauschal beantworten. Einerseits hängt es davon ab, wie konsequent Sie die Ernährungsveränderung umsetzen. Andererseits ist es wie bei allen anderen Dingen im Leben auch - die Ergebnisse werden sich mit der Zeit einstellen. Haben Sie Geduld! Sie können nicht erwarten, dass sich nach zwei Tagen alles zum Positiven verbessert. Wenn Sie sich für die basische Ernährung entschieden haben, ist es wichtig, dranzubleiben und nicht nach ein paar Tagen das Handtuch zu werfen, weil Sie noch keine erkennbaren Erfolge sehen.

Es gibt den schönen Spruch: „Gut Ding will Weile haben." Und genauso ist es auch bei einer Ernährungsumstellung! Wenn Sie sich über Jahre hinweg mit den falschen Lebensmitteln ernährt haben, so braucht unser Körper und Geist auch Zeit, sich auf eine bessere Nahrung einzustellen – unser Körper ist keine Maschine, den man auf Knopfdruck umerziehen kann.

Tipps für den Alltag mit basischer Ernährung

Nachfolgend finden Sie ein paar Grundsätze, die Sie beherzigen sollten, wenn Sie sich ausgewogen und gesund ernähren möchten. Wenn es Ihnen schwerfällt, den sogenannten Radikalschlag in Ihrer Ernährung von heute auf morgen umzusetzen, dann gehen Sie Schritt für Schritt vor und verändern Sie nach und nach Ihre Essgewohnheiten in Richtung der hier genannten Punkte:

- ✓ Die Nahrung sollte stets so natürlich wie möglich sein.
- ✓ Fünf Portionen Gemüse und Obst sollten es täglich sein.
- ✓ Essen Sie viel Salat, Gemüse, reifes Obst, Kräuter, Sprossen und Keime.
- ✓ Verwenden Sie, wenn möglich, Gemüse, Obst und Kräuter aus Ihrem Garten oder aus dem Kübel.
- ✓ Bei Getreide sollten Sie immer das ganze Korn verwenden.
- ✓ Den Zuckerkonsum sollten Sie so weit wie möglich einschränken.
- ✓ Zuckeraustauschstoffe sollten ganz vermieden werden.
- ✓ Trinken Sie ausreichend Wasser (ohne Geschmack) – mindestens 2,5 l Flüssigkeit am Tag.
- ✓ Kaufen Sie Produkte regional ein oder im Bioladen.
- ✓ Wenn Sie der Heißhunger auf etwas Süßes plagt, greifen Sie zu Trockenfrüchten.
- ✓ Geschmacksverstärker, künstliche Aromen, Farbstoffe und Koservierungsstoffe sollten vermieden werden.
- ✓ Verzichten Sie auf Fertigprodukte.

Bei der Umstellung der eigenen Essgewohnheiten ist auch die eigene Gedankenwelt manchmal ein ziemliches Hindernis. Bei vielen Menschen entsteht oftmals das Gefühl von: „Ich darf jetzt dies oder jenes nicht mehr essen!" Doch das stimmt nicht! Sie können alles essen, was Sie wollen. Niemand zwingt Sie dazu, sich gesund zu ernähren.

Um aber das Gefühl des Mangels zu umgehen, welches bei vielen Menschen aufkommt, wenn sie an eine Ernährungsumstellung denken, versuchen Sie doch einmal, das Ganze aus einem anderen Blickwinkel zu betrachten: Wenn Ihnen bewusst ist, dass viele Lebensmittel, die Sie bisher verzehrt haben, Ihrer Gesundheit mehr schaden, als dass sie Ihnen guttun, dann fällt es Ihnen bestimmt viel leichter, das eine oder andere Lebensmittel auszutauschen.

Wenn Sie beim Einkaufen sind und liebgewonnene, aber nicht gesunde Produkte in Ihren Einkaufswagen legen wollen, fragen Sie sich immer zuerst gedanklich: „Tut dieses Produkt meinem Körper gut? Unterstützt dieses

Produkt meine Gesundheit?“ Wenn Sie diese Fragen mit „Nein“ beantworten können, dann überlegen Sie, welche Alternativen es gibt, die Sie gerne essen und die Ihnen ernährungstechnisch guttun, die Sie anstelle des Produktes kaufen können. Um einmal ein Beispiel zu nennen: Für viele Menschen gehört die Chipstüte mit zum TV-Programm. Vielleicht tauschen Sie beim nächsten Einkauf die Chipstüte einfach gegen eine Tüte Mandeln oder Walnüsse aus.

Es sollte bei Ihnen nicht das Gefühl von „verzichten müssen“ oder „das darf ich jetzt nicht mehr essen“ aufkommen, sondern eher das Gefühl, dass Sie gut für sich selbst sorgen und eine bessere Entscheidung bei der Auswahl Ihrer Lebensmittel treffen. Dass Sie es sich auch wert sind, gut für Ihren Körper zu sorgen.

Bei einer ausgewogenen, gesunden Ernährung werden Sie nach ein paar Wochen sogar feststellen, dass Sie gar keinen Heißhunger mehr auf Schokolade und Co. haben, da der Körper mit allen wichtigen Nährstoffen versorgt ist.

Gleiches gilt zum Beispiel auch für Cola und ähnliche Getränke. Wenn Sie ein paar Wochen lang derartige Softgetränke gegen stilles Wasser ausgetauscht haben, werden Sie sich erschrecken, wenn Sie mal ein Glas Cola trinken. Denn Sie schmecken dann wahrscheinlich eine völlig unangenehme Süße.

In diesem Zusammenhang möchte ich gerne auch noch erwähnen, dass das Internet voll ist mit Informationen zur basischen Ernährung, die sich teilweise auch widersprechen. Das verunsichert oftmals – lassen Sie sich davon nicht irritieren. Jeder Mensch ist anders, jeder Körper ist anders. Finden Sie mit der Zeit heraus, was Ihnen und Ihrem Körper guttut und übernehmen Sie dies für Ihre Ernährung.

Welche Vorteile hat eine basische Ernährung?

Auch wenn zu Beginn der Ernährungsumstellung vielleicht eine gewisse Müdigkeit oder Schlappheit auftreten sollte, so werden Sie bald feststellen, dass es Ihnen insgesamt gesehen viel besser geht. Wie zuvor schon erwähnt: Unser Körper ist keine Maschine. Daher braucht es Zeit, bis der Körper sich an die neue Ernährungsform gewöhnt hat. Was vielleicht über viele Jahre hinweg ernährungstechnisch nicht so optimal verlaufen ist, kann ja nicht in ein paar Tagen komplett ins Gegenteil umschwenken. Haben Sie Geduld!

Beobachten Sie einmal ganz bewusst über ein paar Wochen hinweg Ihre körperliche Verfassung, während Sie sich basisch ernähren. Wie verhält es sich mit diversen Problemen, die Sie täglich plagen? Was passiert mit Ihrer Müdigkeit oder Demotivation? Was passiert mit Ihrer gesamten körperlichen Verfassung? Die basische Ernährung sorgt dafür, dass Sie sich zum einen gesund ernähren, ausreichend mit Nährstoffen und Vitaminen versorgt sind, aber bewirkt zum anderen auch, dass Sie fitter werden und mehr Energie haben. Probieren Sie es einfach aus!

Im Laufe der Zeit werden Sie sicherlich auch feststellen, dass Sie nicht mehr so anfällig für Erkältungen und andere Erkrankungen sind, denn eine gesunde Ernährung beeinflusst das Immunsystem immer positiv. Der Körper wird gestärkt und insgesamt verbessert sich auch Ihr allgemeines Wohlbefinden.

Falsche Mythen über die basische Ernährung

Um die basische Ernährung tummeln sich etliche Missverständnisse und Mythen, die sich teils recht hartnäckig halten. Gerne räume ich einmal damit auf und erkläre in diesem Kapitel die häufigsten Argumente, die oftmals aufgeführt werden.

Mythos: Saure Lebensmittel sollten vermieden werden

Dies ist ein Mythos und der wohl am meisten verbreitete Irrglaube! Dieser rührt daher, dass man denkt, dass alles, was sauer schmeckt, nicht basisch sein kann. Das stimmt so aber nicht. Nehmen wir mal wieder als Beispiel die Zitrone: Zitronensäure, die auch in anderen sauren Obstsorten steckt, wird vom Stoffwechsel in Basen umgewandelt. Daher kann nicht pauschal gesagt werden, dass basenbildende Lebensmittel nicht sauer schmecken dürfen.

Wer täglich morgens mit einem Glas lauwarmen Wasser und frisch gepresstem Zitronensaft in den Tag startet, tut seiner Gesundheit und seinem Immunsystem etwas Gutes.

Mythos: Gegartes Gemüse ist nicht mehr basisch

Hartnäckig hält sich der Irrglaube, dass beim Kochen alle wichtigen Basen und Vitalstoffe verloren gehen. Tatsache ist: Rohes Gemüse enthält wirklich die allermeisten gesunden Inhaltsstoffe – also Vitamine, bioaktive Stoffe und Mineralstoffe. Möhren beziehungsweise Karotten bilden hier eine Ausnahme; deren Inhaltsstoffe sind erst nach dem Dampfgaren besser verwertbar. Auch bei schonend gegartem, gedünstetem Gemüse ist der Verlust recht gering. Bei gekochtem Gemüse ist es empfehlenswert, das Kochwasser aufzufangen und ebenfalls zu verwerten, wie beispielsweise in einem Eintopf oder in einer Suppe.

Eine Gemüsesuppe ist auf jeden Fall basisch, weil man nicht nur das Gemüse, sondern zudem auch die Flüssigkeit zu sich nimmt. Ob allerdings das mehrfache Aufwärmen dem Gemüse schadet oder nicht, ist aktuell noch nicht eindeutig geklärt.

Mythos: Tierische Eiweiße meiden – außer Fisch

In der Tat, es ist wirklich verwirrend! Wegen des hochwertigen Eiweißes und vor allem auch wegen der wichtigen Omega-3-Fettsäuren wird empfohlen, mindestens zweimal pro Woche fetten Meeresfisch zu essen. Fisch-Eiweiß ist aber säurebildend, da es aus schwefel- und phosphathaltigen Aminosäuren besteht, die in unserem Körper zu Säuren umgewandelt werden. Wer Fisch verzehrt, sollte deshalb immer dafür sorgen, dass genügend basische Lebensmittel wie Gemüse und Salat den Speiseplan bereichern, damit der Säure-Basen-Haushalt im Gleichgewicht bleibt.

Mythos: Bei einer Diät entsäuert der Körper von selbst

Leider ist auch dies ein Irrglaube. Zumindest funktioniert es so lange nicht, bis man seiner Nahrung ganz gezielt basische Mineralstoffe wie beispielsweise Kalzium hinzufügt. Während einer Diät wandelt der Körper Fett in Energie um. Bei diesem Prozess entstehen saure Stoffwechselprodukte (**Ketonkörper**). Basenbildende Lebensmittel unterstützen deshalb den Körper beim Abbau von Fettpölsterchen. Von daher ist es wichtig, bei Diäten immer ausreichend für grüne Beigaben zu sorgen und basische Mineralstoffe zu sich nehmen!

Welche Lebensmittel kann ich verwenden?

Eine basische Ernährung ist in erster Linie vollwertig und besteht aus pflanzlichen Lebensmitteln. Dadurch wird Ihr Körper mit allen notwendigen komplexen Kohlehydraten, Fetten, gesunden Eiweißen sowie mit Vitaminen und wichtigen Mineralstoffen versorgt. Dies wiederum trägt dazu bei, dass sich Ihr Wohlbefinden verbessert, Sie mehr Energie verspüren und sich ein gut funktionierendes Immunsystem einstellt.

Wer sich basisch ernähren möchte, sollte darauf achten, dass circa 80% der täglichen Ernährung aus basenbildenden Lebensmitteln besteht. Dazu zählen Obst, Gemüse, Kräuter und Kartoffeln – sie gelten als besonders basenbildend.

Lebensmittel, die Sie reichlich verzehren sollten (80%)

Gemüse | Gemüsesäfte | Hanf-Mehl | Kartoffeln | Kräuter | Mandeln | Nüsse | Obst | Obstsäfte | pflanzliche Milch | Reis | Salat | Samen | Sprossen

Neutrale Lebensmittel

Bei den neutralen Nahrungsmitteln möchte ich noch darauf hinweisen, dass sie zwar selbst nicht säurebildend wirken, aber auch nicht zur Neutralisation von Säuren beitragen. Von neutralen Lebensmitteln wie **hochwertigen Pflanzenölen** (Leinöl, Hanföl, Olivenöl), **Sahne** und **Butter** können Sie in der basischen Ernährung so viel essen, wie Sie möchten.

In der folgenden Auflistung sehen Sie eine Übersicht der neutralen Lebensmittel. Gemessen an Ihrer täglichen Ernährung sollten diese Nahrungsmittel aber nur 20% ausmachen.

Agavendicksaft | Ahornsirup | Eier | Fisch | Honig | Hülsenfrüchte | Joghurt | Käse | Milch | Quark | Sojaprodukte | Vollkornprodukte

Bedenken Sie: Säurebildend bedeutet nicht, dass Sie auf Brot und Getreide gänzlich verzichten sollten. Es kommt vielmehr darauf an, wie viel Sie davon verzehren. Vollkornbrot liefert etliche wichtige Nährstoffe für die Darmgesundheit. Hülsenfrüchte, die ja enorm proteinreich sind, gehören ebenfalls zu den sehr gesunden Grundnahrungsmitteln. Von daher sollten Sie Vollkornprodukte vorziehen, wann immer es möglich ist.

Lebensmittel, die Sie vermeiden sollten

Alkohol | Fast Food | Fertigprodukte jeglicher Art | Fleisch | Kaffee | Kochsalz | Limonaden | Produkte aus Weißmehl | salzige Snacks | schwarzer Tee | Süßigkeiten | Süßstoff | Wurst jeglicher Art | Zucker

Achten Sie immer auf eine abwechslungsreiche, am besten noch vegetarisch ausgerichtete, Ernährung und sorgen Sie ganz bewusst für einen guten Säuretransport.

Ein gesundes „Gegengewicht" wird durch Zwischenmahlzeiten mit Obst, viel Rohkostsalaten (beispielsweise zum Mittag- und Abendessen), frischgepressten Obstsäften, ebenso durch verdünnte Vollfruchtsäfte und auch durch zusätzliche, pflanzliche Mineralstoffe erreicht.

Benötige ich Zusatzprodukte wie Nahrungsergänzungsmittel?

Allzu oft werden im Zusammenhang mit einer basischen Ernährung gleich etliche Nahrungsergänzungsmittel empfohlen. Die brauchen Sie nicht! Wer sich ausgewogen und gesund ernährt, benötigt weder Nahrungsergänzungsmittel noch teure, exotische Zutaten oder Früchte. Denn in hochwertigen frischen Produkten ist alles enthalten, was unser Körper benötigt. Eine ausgewogene, basische Ernährung liefert Ihnen alle Nährstoffe, die der Körper braucht.

Wenn man einmal bedenkt und auch ausrechnet, was all diese als notwendig angepriesenen Nahrungsergänzungsmittel kosten, so können Sie das Geld wirklich besser in die Qualität Ihrer Nahrungsmittel investieren. Natürlich haben auch Nahrungsergänzungsmittel ihre Wirkung. Aber Sie sind nicht auf diese Wirkstoffe angewiesen, wenn Sie sich gesund und ausgewogen ernähren.

Wenn Sie also auf Nahrungsergänzungsmittel verzichten und sich gesund ernähren möchten, dann sollten Sie regional oder im Bioladen einkaufen. Dort bekommen Sie erstklassige Waren, die frisch und nährstoffreich sind. Kochen Sie außerdem saisonal, indem Sie immer Obst und Gemüse kaufen, welches gerade in der Saison wächst und reift, sodass es auch frisch geerntet wurde und nicht erst um die ganze Welt geflogen wurde. Nun ja, bei Ananas, Mango und Co. geht es ja nicht anders, da sie bei uns nicht wachsen, aber grundsätzlich können Sie sich mit allen Produkten ernähren, die hierzulande auch angebaut werden. Der Wochenmarkt ist ebenso eine fantastische Möglichkeit, um sich mit frischem Obst und Gemüse zu versorgen, denn dort bekommen Sie in den meisten Fällen erntefrische Nahrungsmittel.

Immer mehr Hofläden bieten ihre Produkte online oder als Abo-Gemüsekiste vor Ort an, sodass heute jeder die Möglichkeit hat, an frische Lebensmittel heranzukommen. Teils wird sogar ein Lieferservice mit angeboten. Wenn Sie also vor Ort keine Möglichkeit haben, um an frische Produkte zu kommen, dann nutzen Sie doch den Lieferservice. Auch die Gemüse- und Obstkiste vom Bauern im Ort stellt vielleicht eine gute Alternative dar, um frisch geerntete Nahrungsmittel zu erwerben. Gleiches gilt auch für den Fleischkauf – etliche Bauern haben bereits auf Bio umgestellt, behandeln ihre Tiere artgerecht und bieten einen Ab-Hof-Verkauf an oder versenden auf dem Postweg ihr hochwertiges Fleisch. Unterstützen Sie doch diese Unternehmen, indem Sie regelmäßig dort Ihre Nahrungsmittel erwerben, anstatt Ihr Geld in Nahrungsergänzungsmittel fließen zu lassen.

Ebenso sind immer mehr Mietacker vorhanden, sodass Sie auch, wenn Sie Spaß und Freude am Gärtnern haben, Ihr eigenes Gemüse selbst anbauen und ernten können. Mietacker sind wirklich eine gute Erfindung, denn so haben Sie es auch selbst in der Hand, mit welchen Mitteln Sie Ihre Anzüchte düngen und wissen zu 100%, was genau Sie da gerade essen. Allerdings sind die Wartezeiten inzwischen enorm, um an einen solchen Mietacker zu kommen. Aber auch auf dem Balkon oder der Terrasse lässt sich einiges an Obst, Gemüse und Kräutern anpflanzen und ernten.

Lebensmittel, die Sie immer vorrätig haben sollten

Die in dieser Liste genannten Produkte müssen Sie nicht unbedingt alle zu Hause zu haben. Schauen Sie, welche Gerichte Sie bevorzugen und legen Sie sich einen kleinen Vorrat an.

Agavendicksaft | Ahornsirup | Apfelessig | Bärlauchpaste | Braunhirse | Buchweizen | Buchweizenflocken | Buchweizengries | Buchweizenmehl |

Cashewkerne | Chiasamen | Cranberries | Currypaste | Datteln (getrocknet, entkernt) | Dinkelmehl | Erdmandelflocken | Erdnussöl | Feigen | gekörnte Gemüsebrühe | Haferflocken | Hafermilch | Haselnüsse | Hirse | Joghurtalternative (Soja, Mandel) | Kastanienmehl | Knoblauch | Kokosmehl | Kokosmilch | Kokosflocken | Kokoswasser | Kürbiskerne | Leinsamen | Mandeldrink / -milch | Mandelmus | Mandeln / Mandelblätter | Olivenöl | Rohkakao | Rosinen | scharfe asiatische Soße | Sonnenblumenkerne | Tamari (dunkle, scharfe Sojasoße) | Tomatenmark | Vanillestange oder -extrakt | Vollkornbrot | Walnüsse | Weinstein-Backpulver | Zwiebeln

Wenn Sie gerne zwischendurch etwas naschen, bieten sich Nüsse als kleiner Snack sehr gut an. Die besten Snacks für eine basische Ernährung sind:

- ✓ **Pistazien** (reich an Kalium)
- ✓ **Zedernüsse** (reich an Omega-6-Fettsäuren)
- ✓ **Paranüsse** (reich an Selen und Zink)
- ✓ **Macadamia** (hoher Gehalt an ungesättigten Fettsäuren, zudem hoher Gehalt an B-Vitaminen)
- ✓ **Walnüsse** (hoher Gehalt an ungesättigten Fettsäuren, Omega-3-Fettsäuren)
- ✓ **Mandeln** (viel Vitamin E und B sowie reich an Kalzium)

Legen Sie sich einen kleinen Nussvorrat an – zum Teil werden die Nüsse auch in den Rezepten benötigt.

Gewürze, die Sie ebenso vorrätig haben sollten

Cayennepfeffer | Currypulver | Dill, getrocknet | Ingwer | Majoran | Muskatnüsse + Reibe | Kardamompulver | Koriander | Kreuzkümmel | Paprika, rosenscharf | Paprikapulver, edelsüß | Paprikapulver, geräuchert | Salz, Meersalz oder Kräutersalz | schwarzer Pfeffer aus der Mühle | Thymian | Zimtpulver

Obst, Gemüse und Kräuter sollten Sie immer so frisch wie möglich einkaufen. Lange Lagerzeiten entziehen die Nährstoffe. Von daher ist es immer ratsam, die Nahrungsmittel so schnell wie möglich nach dem Einkauf zu verarbeiten.

Teil 2: Rezepte

Bevor wir zu den Rezepten kommen, möchte ich Ihnen gerne vorweg noch ein paar nützliche Tipps an die Hand geben, damit Sie vor allem auch keine Lebensmittel verschwenden. Gerade heute in unserer sogenannten Wegwerfgesellschaft wandern oftmals vorschnell – insbesondere auch Nahrungsmittel – im Müll. Das muss nicht sein! Planen Sie Ihre Gerichte so, dass Sie möglichst immer alles verwenden können.

Des Weiteren möchte ich Ihnen ans Herz legen – falls Sie Ihr Gemüse oder Obst nicht aus dem eigenen Garten ernten, sondern kaufen müssen – dass Sie nur allerbeste Qualität (sprich: möglichst Bio-Ware) kaufen. Konventionelles Obst und Gemüse, das in den Supermärkten ausliegt, ist in der Regel mit Pestiziden behandelt worden. Von daher gilt: Wenn Sie das Kraut oder die Blätter des jeweiligen Gemüses verwenden möchten, dann nutzen Sie bitte immer nur die eigene Ernte oder kaufen Bioprodukte. Machen Sie es sich zum Leitsatz: Für meinen Körper immer nur das Beste!

Selbst geerntete Möhren beziehungsweise Karotten aus dem eigenen Garten brauchen Sie nicht schälen / schrappen, sofern sie in einem jungen Stadium geerntet werden. Besonders unter der Schale sitzen viele Nährstoffe, die Sie erhalten können, wenn Sie die „ganze" Möhre verwenden.

Wenn Sie beispielsweise Brennnesseln für einen Smoothie oder Salat ernten möchten, dann pflücken Sie die Pflanzen bitte nur an Orten, wo keine Autoabgase die Pflanzen geschädigt haben. Für einen grünen Smoothie sollten Sie auch immer nur Brennnesseln verwenden, die noch nicht „blühen". Übrigens liefern Brennnesseln wertvolle Nährstoffe. Und in einem grünen Smoothie verarbeitet, schmecken Sie die Brennnesseln überhaupt nicht heraus.

Sie sollten ohnehin die „grünen" Smoothies immer denen bevorzugen, die mit Obst hergestellt werden. Klar, letzteres schmeckt wirklich lecker, enthält aber oftmals recht viel Fruchtzucker. Von daher sollten Sie nur hin und wieder Obst-Smoothies in den Speiseplan einbauen.

Wenn Sie – und das sollten Sie ruhig einmal ausprobieren – eigene Kreationen für Smoothies entwickeln möchten, verwenden Sie NIEMALS das Kraut von Nachtschattengewächsen (Tomaten, Kartoffeln, Auberginen etc.), weil diese **Solanin** enthalten, welches giftig ist. Bei Nachtschattengewächsen dürfen lediglich die ausgereiften Früchte / Knollen verzehrt beziehungsweise verarbeitet werden! Auch grüne, noch nicht ausgereifte Tomaten enthalten Solanin (darunter fallen nicht die „grünen" Tomatensorten – aber auch diese Früchte müssen reif sein, bevor sie verzehrt werden)! Wenn Sie sich bei einer Pflanze unsicher sind, holen Sie zunächst Informationen ein, bevor Sie die Pflanzenteile verwenden!

Um sich gesund zu ernähren, benötigt es keine neuen Küchenutensilien. Zur Herstellung von Shakes oder Smoothies sollten Sie sich aber einen leistungsstarken Standmixer besorgen, sofern Sie keinen besitzen. Ein Pürierstab kann zwar manchmal auch genutzt werden, besser ist aber in jedem Fall ein guter Standmixer. Je höher die Wattzahl bei diesen Geräten, umso besser werden die jeweiligen Nahrungsmittel zerkleinert. Bei einer Neuanschaffung sollten Sie daher in ein wirklich leistungsstarkes Gerät investieren. Zudem ist ein Entsafter sehr hilfreich. Dieses Gerät sollte ohne Zentrifuge und mit einer geringen Umdrehungszahl ausgestattet sein. Ein Dörrgerät ist nützlich, wenn Sie selbst dörren möchten.

Gleiches gilt natürlich auch für alle anderen Lebensmittel: Verwenden Sie immer qualitativ hochwertige Produkte – auch beim Fleischkauf. Unterstützen Sie nicht die grausame Massentierhaltung durch den Kauf von Billigfleisch. Glauben Sie mir, Biofleisch schmeckt um ein Vielfaches besser und hat eine wesentlich bessere Qualität. Klar, es ist um einiges teurer, aber essen Sie lieber etwas weniger Fleisch, dafür dann aber qualitativ hochwertig und mit Genuss, wenn Sie Fleisch essen möchten. Es sollte Ihnen immer bewusst sein, dass Sie beim Verzehr von Billigfleisch auch alle Mittelchen mitessen, mit denen die Tiere „gesund gehalten" und gemästet wurden. Das gilt für Antibiotika genauso wie für alle anderen Medikamente und Mastzusätze auch!

Nachfolgend finden Sie etliche Rezepte, die schnell zubereitet sind und sich somit auch bestens für den Alltag eignen. Denn nicht jeder hat die Zeit oder die Lust, sich stundenlang an den Herd zu stellen. Daher habe ich ganz bewusst Rezepte ausgesucht, die auch von berufstätigen Menschen schnell nachgekocht beziehungsweise zubereitet werden können.

Sie werden in diesem Buch jedoch keinerlei Bilder vorfinden. Auch wenn Sie sich zunächst wundern, kann ich Ihnen sagen, dass ein Kochbuch ohne Bilder viele Vorteile mit sich bringt. Zum einen sind die Fotos in solchen Büchern ohnehin künstlich verschönert, sodass es schon einmal Frustrationen erzeugen kann, wenn das eigene Gericht nicht so schön wie auf den Bildern aussieht. Zum anderen schreiben die meisten Leute die Rezepte sowieso auf einen separaten Zettel, damit das Kochbuch mit den schönen Bildern ja nicht dreckig wird und Fettflecke abbekommt. Das kann Ihnen mit diesem Buch nicht passieren. Sie können es gerne mit in die Küche nehmen. Denn wenn es doch mal ein klein wenig dreckig wird, ist es auch nicht so schlimm.

Frühstück

Sie möchten mit Power den Tag beginnen? Dann finden Sie hier Frühstücksanregungen, die für einen guten Start in den Morgen sorgen. Wenn Sie stattdessen lieber einen Smoothie trinken möchten, was alternativ natürlich auch möglich ist, dann schauen Sie einfach unter dem entsprechenden Kapitel nach.

Bisher vielleicht liebgewonnene Backwaren aus weißem Mehl wie Croissants, Toasts, Brötchen, gesüßte Marmeladen und auch das Frühstücksei fallen bei einem basischen Frühstück weg und werden durch gesunde Alternativen wie beispielsweise naturbelassenes Obst, Trockenobst, Gemüse und auch Blattsalat ersetzt. Hin und wieder ist auch mal ein Frühstücksei erlaubt – dieses sollten Sie aber eher selten verzehren. Auch Kaffee, Tee (schwarzer, grüner sowie weißer) oder Milchprodukte werden Sie bei einem basischen Frühstück nicht vorfinden. Ein basisches Frühstück unterstützt die Entsäuerung und hält Ihren Säure-Basen-Haushalt aufrecht. Auch auf Ihren Stoffwechsel wirkt sich ein basisches Frühstück immer positiv aus.

Apfel-Banane-Müsli

einfach | 2 Portionen

ZUTATEN

2 Äpfel | 2 Bananen | 100 ml Mandeldrink | 1 Handvoll gemischte Beeren wie Blaubeeren, Erdbeeren, Himbeeren etc. | 4 EL Erdmandelflocken

ZUBEREITUNG

1. Die Äpfel grob reiben und anschließend auf 2 Schalen verteilen. Die Bananen mithilfe einer Gabel zerdrücken und zu den Äpfeln in die Schale geben.
2. Jetzt die Erdmandelflocken mit dem Mandeldrink vermischen und über das Obst verteilen.
3. Zum Schluss die gemischten Beeren darüber geben.

Power-Brote für einen guten Start in den Tag

einfach | 2 Portionen

ZUTATEN

4 Scheiben Vollkornbrot | 100 g Hüttenkäse | 2 Scheiben gekochter Schinken | 2 Tomaten in Scheiben geschnitten | 4 bis 6 dünne Gurkenscheiben | Salz | Pfeffer | nach Wunsch Basilikum oder andere Kräuter

ZUBEREITUNG

1 Den Hüttenkäse mit den Gewürzen und Kräutern je nach Geschmack vermengen.
2 2 Scheiben des Vollkornbrotes mit dem Hüttenkäse bestreichen. Die anderen beiden Scheiben jeweils mit 1 Scheibe Kochschinken belegen.
3 Anschließend Gurken- und Tomatenscheiben auf alle Brote verteilen und nach Belieben mit Salz und Pfeffer würzen. Geben Sie etwas Basilikum oder andere Kräuter darüber, denn auch das Auge isst mit.

Früchtemüsli

einfach | 2 Portionen

ZUTATEN

2 Mandarinen | 3 Äpfel | 3 EL gehackte Walnüsse | 2 EL gehobelte Mandeln | 2 EL Cranberries | 2 EL Erdmandeln / Erdmandelflocken

ZUBEREITUNG

1 Mandarinen auspressen und den Saft in eine Schüssel geben.
2 Die Äpfel nach dem Schälen, Vierteln und Entkernen reiben und mit dem Mandarinensaft vermischen.
3 Anschließend mit den Walnüssen, Erdmandeln bzw. Erdmandelflocken, Mandeln und Cranberries vermischen.

Apfel-Nuss-Müsli

einfach I 2 Portionen

ZUTATEN

1 roter Apfel | 1 Messerspitze Zimtpulver | 1 TL Honig | 75 g Erdmandelflocken | 5 g Leinsamen (etwa 2 TL) | 15 g Cashewkerne (etwa 2 EL) | 250 g Joghurtalternative (Soja oder Mandel)

ZUBEREITUNG

1 Zunächst den Apfel waschen, halbieren und entkernen. Anschließend klein schneiden.

2 Zusammen mit Zimt und Honig im Topf bei mittlerer Hitze etwa 5 Minuten leicht andünsten.

3 Den Joghurt mit Erdmandelflocken und den Leinsamen vermischen und auf die Schälchen verteilen.

4 Die Apfelstückchen darauf verteilen und das Ganze mit den Cashewkernen garnieren.

Obstbrei mit Möhren

einfach I 2 Portionen

ZUTATEN

2 Äpfel | 2 Bananen | 2 Möhren | 2 EL geriebene Nüsse | 2 EL Zitronensaft | 1 TL Ahornsirup

ZUBEREITUNG

1 Äpfel entkernen und klein schneiden; Möhren und Bananen ebenso schälen und klein schneiden.

2 Anschließend die Zutaten mit einem Pürierstab grob pürieren.

Bananen-Apfel-Walnuss-Müsli

einfach | 2 Portionen

ZUTATEN

2 ausgereifte Bananen | 2 Äpfel | Saft von ½ Zitrone | 4 TL Erdmandelflocken | 6 Walnusshälften | 2 Datteln | 1 EL Agavendicksaft

ZUBEREITUNG

1 Die Bananen abschälen und in Scheiben schneiden.

2 Die Äpfel waschen und ebenso wie die Datteln klein schneiden.

3 Walnusshälften klein hacken.

4 Auf Wunsch die Walnussstückchen mit dem Agavendicksaft in einer Pfanne ein wenig anrösten.

5 Anschließend die Erdmandelflocken, den Zitronensaft, die Datteln und die Walnüsse miteinander vermischen und zuletzt das Obst noch unterheben.

Mandel-Banane-Frühstücksbrei

einfach I 2 Portionen

ZUTATEN

1 Banane | 1 EL weißes Mandelmus | 1½ EL dunkle Rosinen | 220 g Möhren | 1 süß-saurer Apfel (ca. 180 g) | 25 g ungeschälte, gemahlene Mandeln | 1 EL Mandelblätter | 80 ml Wasser | 3 Messerspitzen Zimt | 3 Messerspitzen Kardamompulver | ca. ½ TL Salz

ZUBEREITUNG

1 Banane abpellen und in Scheiben schneiden (einige Scheiben für die Garnierung aufbewahren).

2 Die restlichen Bananenscheiben mit Wasser, Mandelmus, Rosinen, Kardamom, Zimt und dem Salz fein pürieren und anschließend in eine Schüssel geben.

3 Danach die Karotten schälen, fein reiben und zu den anderen Zutaten hinzufügen.

4 Vom Apfel etwas für die Garnierung abschneiden, den Rest grob reiben und ebenso in die Schüssel geben.

5 Mandeln unterheben und alles gut miteinander vermengen.

6 Den Brei anschließend auf zwei Schälchen verteilen und die zurückgestellten Obstscheiben als Topping darauflegen.

Frühstücks-Pancake

einfach I 2 Portionen

ZUTATEN

150 g Dinkelmehl oder Buchweizenmehl | 2 TL Weinstein-Backpulver | 1 EL Apfelessig | 75 ml kohlesäurehaltiges Wasser | 2 EL Dattelsirup oder andere Alternative | 2 EL Chiasamen oder alternativ Leinsamen | 1 EL Apfelmus | ein paar Heidelbeeren für den Teig oder als Garnitur

ZUBEREITUNG

1 Mehl, Backpulver und Samen zusammen in einer Schüssel vermengen.
2 Anschließend alle flüssigen Zutaten hinzugeben, sodass diese mit einem Handmixer zu einer breiigen Masse verrührt werden können.
3 Ggf. noch ein wenig nachsüßen.
4 Den Teig für etwa 30 Minuten stehen lassen, sodass er noch ein wenig aufquellt und eine bessere Bindung entsteht.
5 Nach und nach die Pfannkuchen bei mäßiger Hitze in etwas Kokos- oder Rapsöl backen.
6 Sobald sich die ersten Blasen bilden, ist es Zeit, den Pfannkuchen zu wenden.
7 Wenn die Heidelbeeren nicht mit im Teig sind, anschließend die gebackenen Pfannkuchen mit den Beeren garnieren.

Besonders lecker ist auch Apfelmus mit Zimt als Beigabe.

Dieses Rezept bietet Ihnen etliche Möglichkeiten, es abzuwandeln. Je nachdem, ob herzhaft oder süß – kreieren Sie schmackhafte Pfannkuchen fürs Frühstück. Für die herzhafte Variation lassen Sie die süßen Zutaten weg und ersetzen diese beispielsweise durch geriebene Möhren, Zucchini oder Lauch. Auch Champignons in Kombination mit Zwiebeln sind eine leckere Alternative.

Hauptmahlzeiten

Paprika-Topf mit Kürbis

einfach I 2 Portionen

ZUTATEN

500 g Fruchtfleisch vom Hokkaidokürbis | 200 g rote Paprika | 1 ganzer Bund Lauchzwiebeln | 1 EL Öl | 1 kleines Stückchen Ingwer | 200 ml Kokosmilch | 1 TL Currypulver | 1 Messerspitze Cayennepfeffer (je nach Geschmack) | ½ TL Kreuzkümmelpulver | etwas Salz

ZUBEREITUNG

1 Das Fruchtfleisch des Kürbisses in Stücke schneiden.
2 Paprika würfeln.
3 Lauch samt Grün in Ringe schneiden.
4 Ingwer in ganz kleine Würfel schneiden oder reiben.
5 In einem Kochtopf das Öl erhitzen und den Kürbis unter ständigem Rühren anbraten.
6 Ingwer und Lauch dazugeben.
7 Die Temperatur herunterdrehen und mit der Kokosmilch den Topf ablöschen. Dabei ständig weiter rühren, damit nichts anbrennt.
8 Paprikawürfel und Gewürze noch dazugeben und das Ganze so lange garen, bis die gewünschte Bissfestigkeit erreicht ist.
9 Ggf. noch ein wenig salzen.

Brokkoli-Kartoffel-Topf

normal | 2 Portionen

Zutaten

1 EL Öl | 1 mittelgroße Zwiebel | 300 g Kartoffeln | ca. 500 g Brokkoli | 2 mittelgroße, rote Paprika | 300 ml Mandeldrink oder -milch | 200 ml Gemüsebrühe | 2 TL scharfe asiatische Soße wie z.B. Sambal Oelek

Zubereitung

1 Den Brokkoli waschen, putzen und in kleine Stückchen schneiden – dabei auch Stiel und Strunk mit verwenden.
2 Kartoffeln schälen und in kleine Würfel schneiden.
3 Paprika säubern, die Kerne entfernen und ebenso in kleine Würfel schneiden.
4 Das Öl in einem großen Kochtopf erhitzen und die kleingeschnittenen Zwiebelwürfel mit andünsten.
5 Anschließend die Kartoffelwürfel anrösten und Paprika sowie Brokkoli dazugeben.
6 Mit Gemüsebrühe und Mandelmilch auffüllen. Die asiatische Soße ebenso dazugeben (vorsichtig, denn sie ist extrem scharf).
7 Bis zur gewünschten Bissfestigkeit im geschlossenen Topf bei geringer Hitze garen.

Herzhafter Gemüse-Eintopf

einfach I 2 Portionen

ZUTATEN

300 g Wirsing | 3 kleine Kartoffeln | 2 kleine Karotten / Möhren | 200 g Kohlrabi | 2 bis 3 Kohlrabiblätter | 200 ml Wasser | ¼ Stange Porree | 1 kleine Zwiebel | 1 TL Butter | ca. 1 TL Gemüsebrühe | Meersalz nach Geschmack | 1 Messerspitze Pfeffer | Brennnesselblätter, Löwenzahn oder Spitzwegerich zum Garnieren

ZUBEREITUNG

1 Die Zwiebeln in der Butter leicht andünsten, bis sie glasig sind.
2 Kartoffeln schälen, Gemüse putzen und kleingeschnitten zu den Zwiebeln geben.
3 Mit Wasser auffüllen und etwa 15 Minuten garen. Mit Gemüsebrühe, Salz und Pfeffer abschmecken.
4 Vor dem Servieren die Kräuter als Topping oben darauflegen.

Gemüse in Limetten-Kokos-Sauce

einfach I 2 Portionen

ZUTATEN

2 große Zwiebeln | 500 g Karotten / Möhren | 300 g grüne oder gelbe Paprikaschoten | 2 EL Öl | 2 EL Limettensaft | 4 bis 5 EL Kokosmilch | 4 EL Koriander | etwas Salz | ggf. Süßmittel (z.B. Ahornsirup oder Agavendicksaft)

ZUBEREITUNG

1 Karotten / Möhren sowie Zwiebeln schälen und würfeln.

2 Paprikaschoten waschen, Kerne und Mittelrippen entfernen und ebenfalls würfeln.

3 Das Öl in einem Topf erhitzen und die Zwiebeln darin glasig anschwitzen.

4 Karotten / Möhren hinzugeben und bei reduzierter Temperatur im geschlossenen Topf bissfest garen – zwischendurch immer mal wieder umrühren.

5 Paprika dazugeben und den Topf wieder verschließen.

6 Kokosmilch mit dem Limettensaft vermengen und zu dem Gemüse geben.

7 Kurz vor Ende der Garzeit den Koriander unterrühren, mit Salz und ggf. Süßmittel abschmecken.

Bunter Paprika-Mix in Kokosmilch

einfach I 2 Portionen

Zutaten

jeweils 300 g roter, grüner und gelber Paprika (nach dem Säubern gewogen) | 2 kleine Zwiebeln | 1 EL Kokosöl | 2 mittelgroße Knoblauchzehen | 200 ml Kokosmilch | 1 EL Kokosmehl | 10 g Ingwer | etwas Salz

Zubereitung

1 Paprika gut waschen. Kerne und Mittelrippen herausschneiden. Paprika in Streifen schneiden.

2 Zwiebel abpellen, halbieren und ebenso in Streifen schneiden.

3 Ingwer und Knoblauch ganz fein würfeln.

4 Kokosöl im Kochtopf erhitzen und darin die Zwiebeln glasig dünsten.

5 Ingwer und Knoblauch dazugeben und ebenso ein wenig dünsten.

6 Paprikastreifen hinzufügen und vermengen; dann die Hitze herunterdrehen.

7 Kokosmilch dazugeben und verrühren.

8 Deckel auflegen und das Gemüse garen.

9 Die vorhandene Flüssigkeit entweder einkochen lassen oder mit etwas Kokosmehl binden.

Bärlauch-Kartoffel-Kohlrabi-Topf

einfach | 2 Portionen

ZUTATEN

500 g geschälter Kohlrabi | 200g geschälte Kartoffeln | 100 ml Mandeldrink | 2 gehäufte EL Bärlauchpaste | 1 EL Öl | Salz | Pfeffer

ZUBEREITUNG

1 Kartoffeln und Kohlrabi in Würfel schneiden.

2 Das Öl in einer beschichteten Pfanne erhitzen und darin die Kohlrabi-Würfel so lange anbraten, bis schöne Röstaromen entstehen.

3 Danach die Kartoffelwürfel dazugeben und ebenso anbraten.

4 Bärlauchpaste mit dem Mandeldrink vermengen und in die Pfanne schütten.

5 Deckel auflegen, Hitze herunterdrehen und bis zur Bissfestigkeit garen.

6 Kurz vor Ende der Garzeit den Deckel entfernen, damit die Flüssigkeit verdampft. Zwischendurch immer wieder umrühren, sodass nichts anbrennt.

7 Nach Geschmack mit Salz und Pfeffer abschmecken.

Gebratene Zucchini-Küchlein

einfach I 2 Portionen

Zutaten

1 Karotte / Möhre | ½ mittelgroße Zucchini | ½ Petersilienwurzel | 1 große Zwiebel | ½ kleiner Kürbis (z.B. Hokkaido) | 3 TL Kastanienmehl | 3 TL Kartoffelmehl | 1 TL Currypulver | 2 gehäufte EL Buchweizenflocken (alternativ auch Hirseflocken) | ½ TL Koriander | ½ TL Salz | 1 Messerspitze Pfeffer | eine Prise rosenscharfes Paprikapulver | Öl zum Braten

Zubereitung

1 Das Gemüse gründlich waschen.

2 Karotte / Möhre und Petersilienwurzel schälen und mit einer Reibe fein raspeln.

3 Zucchini grob raspeln.

4 Zwiebel schälen und kleinwürfeln.

5 Kürbis schälen, entkernen und ebenso auf einer Reibe fein raspeln.

6 Das ganze Gemüse in einer Schüssel miteinander vermengen.

7 Kastanien- und Kartoffelmehl hinzugeben – ebenso die Buchweizen- oder Hirseflocken und alle Gewürze.

8 Aus dem gut vermengten Teig nun flache, kleine Küchlein formen und im heißen Öl knusprig von beiden Seiten backen (ggf. die Hitze reduzieren, damit sie nicht anbrennen).

Gemüseallerlei mit Bärlauch

einfach I 2 Portionen

ZUTATEN

1 große Karotte / Möhre | 1 kleingewürfelte Knolle Fenchel | 1 große Zucchini | 2 gewürfelte rote Spitzpaprika | 100 ml Gemüsebrühe | 4 Lauchzwiebeln | 1 mittelgroße, gewürfelte Kartoffel | 1 EL Tomatenmark | je nach Belieben 1 bis 2 EL Bärlauch-Mandel-Paste | 2 EL Rapsöl

ZUBEREITUNG

1 Die Lauchzwiebeln in einer beschichteten Pfanne in heißem Öl braten.
2 Zunächst die Karottenwürfel, dann die Kartoffelwürfel dazugeben und schmoren lassen.
3 Anschließend die gewürfelte Fenchelknolle hinzufügen.
4 Mit Gemüsebrühe ablöschen, Herd herunterdrehen und Deckel auflegen.
5 Kurz danach kleingeschnittene Zucchini und Paprika zum Gemüse geben und alles bis zur Bissfestigkeit brutzeln lassen.
6 Bärlauch-Mandel-Paste mit 5 EL Gemüsebrühe und Tomatenmark verrühren und das Ganze ins Gemüse rühren.
7 Mit Salz abschmecken.

Kleine Gerichte

Gefüllte Fleischtomaten

einfach I 2 Portionen

ZUTATEN

4 große Fleischtomaten | etwa 150 g frischer Spinat | 100 g Gorgonzola | 2 Frühlingszwiebeln | 1 EL Olivenöl | 4 EL frisch gehackte Petersilie | 1 Eiklar | etwas frisch geriebene Muskatnuss | Salz | Pfeffer

ZUBEREITUNG

1. Tomaten und Zwiebeln gründlich waschen.
2. Geputzte Frühlingszwiebeln in kleine Ringe schneiden.
3. Spinat waschen, verlesen und wenn vorhanden in einer Salatschleuder vorsichtig etwas trocken schleudern.
4. Bei den Fleischtomaten einen Deckel abschneiden, anschließend aushöhlen.
5. Gorgonzola in kleine Würfel schneiden.
6. Den Spinat nun im kochenden Wasser für 2 Minuten blanchieren, sodass er etwas zusammenfällt.
7. In einem Sieb abtropfen lassen, noch etwas ausdrücken und grob hacken.
8. Ofen auf 180°C bis 200°C vorheizen.
9. Öl in einer Pfanne erhitzen. Frühlingszwiebeln und Petersilie leicht schmoren und anschließend Spinat, Eiklar und den Gorgonzola untermischen.
10. Die Masse mit geriebenem Muskat, Salz und Pfeffer abschmecken und in die Tomaten füllen.
11. In eine Auflaufform setzen und im Ofen etwa 15 bis 20 Minuten backen.

Heiß als Vorspeise genießen oder kalt als kleiner Snack für zwischendurch.

Knabber-Gemüse

einfach, aber zeitaufwendig

ZUTATEN

beliebiges Gemüse wie Zucchini, Gurkenscheiben, Möhren etc.

ZUBEREITUNG

1 Dörrgerät auf 40°C vorheizen.
2 Das jeweilige Gemüse gründlich waschen, anschließend in dünne Scheiben hobeln.
3 Im Dörrgerät einige Stunden trocknen lassen, bis es richtig knusprig ist.

Stellen Sie Knabber-Gemüse auf Vorrat her. So haben Sie immer ein wenig davon zur Hand.

Gemüsepuffer

einfach I 2 Portionen

ZUTATEN

2 mittelgroße Karotten / Möhren | 1 Selleriestange | 4 Frühlingszwiebeln | 1 Paprikaschote | 250 g Sonnenblumenkerne | 1 Bund frische Kräuter | ½ TL Salz | 3 EL Olivenöl

ZUBEREITUNG

1 Sonnenblumenkerne über Nacht einweichen.
2 Das Gemüse waschen und putzen; anschließend alles klein schneiden.
3 Alle Zutaten im Standmixer zerkleinern, bis alles gut vermischt ist.
4 Mit Salz würzen.
5 Mit einem Esslöffel kleine Häufchen in die Pfanne geben. Häufchen flach drücken und im heißen Öl von beiden Seiten braten.

Früchteshake mit Beeren

einfach I 2 Portionen

ZUTATEN

250 ml Reismilch | 200 ml Kokosmilch | 200 g gemischte Beeren (TK-Beeren wie Blaubeeren, Erdbeeren, Himbeeren oder Johannisbeeren) | 1 reife Banane

ZUBEREITUNG

1 Alle Zutaten in den Standmixer geben und pürieren.

Ebenfalls sehr schmackhaft: Statt der Beerenmischung können Sie alternativ auch nur Erdbeeren, Ananas, Mango etc. verwenden.

Pikantes Obst-Töpfchen

einfach I 1 Portion

ZUTATEN

1 reifer Pfirsich | 1 reife, aber feste Banane | 5 geschälte Mandelkerne | 1 EL Getreideflocken | ½ Zwiebel | 1 EL Rapsöl | 1 Dattel ohne Kern | Salz | etwas Currypulver | ein paar Rosinen

ZUBEREITUNG

1 Öl in einer Pfanne erhitzen.

2 Zwiebeln abschälen, zerkleinern und in die Pfanne geben.

3 Die gehackten Mandeln und die Getreideflocken hinzufügen und alles leicht dünsten.

4 Banane in Stückchen schneiden, Pfirsich häuten und ebenso in Stücke schneiden. Die Bananen- und Pfirsich-Stücke in der Pfanne leicht erwärmen und bräunen; dabei zwischendurch immer umrühren.

5 Die zerkleinerte Dattel dazugeben und alles mit Salz und Currypulver abschmecken.

6 Wer mag, mischt noch ein paar Rosinen unter.

Trester-Fladenbrot

einfach | 2 Portionen

ZUTATEN

1 kg Möhrentrester | 2 Eier | 160 g Dinkelmehl | 2 gestrichene TL Weinstein-Backpulver | 4 gehäufte TL Leinsamenschrot | 80 g Kürbiskerne | Salz

ZUBEREITUNG

1 Pressrückstand der entsafteten Möhren mit Dinkelmehl, Leinsamenschrot, Ei, Weinstein-Backpulver und Salz vermengen.

2 Anschließend die Kürbiskerne dazugeben und mit der Masse vermengen.

3 Backblech mit Backpapier auslegen und den Teig gleichmäßig darauf verteilen.

4 Bei 180°C (Umluft) im bereits vorgeheizten Backofen auf der mittleren Schiene so lange backen, bis die Ränder leicht braun werden.

5 Abkühlen lassen und in Stücke schneiden.

Im Kühlschrank aufbewahrt hält sich das Ganze etwa 4 Tage. Alternativ können Sie es portionsweise einfrieren.

Sanddorn-Molke-Drink

einfach | 2 Portionen

ZUTATEN

2 EL Sanddornsaft | 500 ml kalte Molke | ¼ TL Bourbon-Vanille | ½ TL Honig

ZUBEREITUNG

1 Molke in einem Gefäß mit dem Sanddornsaft vermischen. Mit Honig und Vanille abschmecken und sofort trinken.

Auberginen-Rollen

einfach, aber etwas zeitaufwendig I 2 Portionen

ZUTATEN

2 große, festkochende Kartoffeln | 1 Aubergine | 1½ EL Öl | 30 g Butter | 20 g Basilikum | Cayennepfeffer | Salz | geriebene Muskatnuss

ZUBEREITUNG

1 Kartoffeln waschen, schälen und garen.
2 Kochwasser abschütten und die Kartoffeln abkühlen lassen.
3 Backofen auf 180°C bis 200°C (Umluft) vorheizen.
4 Auberginen waschen und an der Längsseite in ca. 0,5 bis 1 cm dicke Scheiben schneiden.
5 Die Scheiben einzeln auf ein mit Backpapier ausgelegtes Blech verteilen und mit etwas Salz bestreuen.
6 Ca. 20 Minuten im Backofen backen. Die Backzeit variiert je nach Dicke der Scheiben.
7 Kartoffeln durch eine Kartoffelpresse pressen oder mit einem Kartoffelstampfer klein stampfen, sodass ein Brei entsteht.
8 Butter, Gewürze und Basilikum hinzufügen und alles miteinander vermengen.
9 Sobald die Auberginenscheiben gar sind, diese aus dem Ofen holen und mit Öl bestreichen; dann auskühlen lassen.
10 Die Kartoffelmasse in einen Spritzbeutel füllen und der Länge nach mittig auf jede Auberginenscheibe einen Streifen spritzen.
11 Auberginenscheiben aufrollen, nach Belieben noch mit etwas Öl bepinseln.

Die Röllchen schmecken warm genauso gut wie kalt.

Buletten mit Mungbohnen

zeitaufwendig | 6 Portionen

ZUTATEN

200 g getrocknete Mungbohnen | 2 Knoblauchzehen | 2 mittelgroße Zwiebeln | 2 TL geschrotete Leinsamen (alternativ Leinsamenmehl) | 1 TL Rauchsalz | Pfeffer | 2 EL Tomatenmark | 1 TL gemahlener Kreuzkümmel | etwas Öl | getrocknete Kräuter wie Koriander, Majoran oder Basilikum

ZUBEREITUNG

1 Die Mungbohnen eine Nacht zuvor einweichen.

2 Am nächsten Tag mittels eines Siebes gut abspülen anschließend etwa 2 bis 3 Tage im Sieb keimen lassen (Sieb am besten in ein Gefäß stellen).

3 Die gekeimten Mungbohnen etwa 15 Minuten garen, abgießen und ein wenig auskühlen lassen und in eine Schüssel geben.

4 Knoblauch pressen, Zwiebel fein würfeln und zu den Mungbohnen geben.

5 Die restlichen Zutaten ebenso dazugeben und alles gut miteinander verkneten. Aus der Masse Buletten formen (der Teig ergibt 6 bis 8 Buletten, je nachdem wie groß sie geformt werden).

6 Öl in der Pfanne erhitzen und die Buletten von jeder Seite ungefähr 5 bis 8 Minuten brutzeln lassen. Das Fett nicht zu heiß werden lassen, damit nichts anbrennt.

Beilagen

Brokkoli-Pilz-Pfanne

einfach | 2 Portionen

ZUTATEN

1 EL Rapsöl | 1 rote Zwiebel | 400 g Pilze (frische Champignons) | 500 g Brokkoli | 2 gehäufte TL Kastanienmehl | 150 ml Mandeldrink | 1 TL gekörnte Gemüsebrühe | Cayennepfeffer | Salz

ZUBEREITUNG

1. Brokkoli säubern und in kleine Röschen schneiden; den Stiel schälen und klein schneiden.
2. Pilze säubern, in Scheiben schneiden.
3. Brokkoli in der Mikrowelle bei 900 Watt ca. 4 bis 5 Minuten garen (alternativ im Kochtopf).
4. Öl in einer großen, beschichteten Pfanne erhitzen und die Zwiebeln anschmoren.
5. Pilze dazugeben und auch anbraten.
6. Mit der gekörnten Brühe und Cayennepfeffer würzen.
7. Ohne Deckel garen, da sonst zu viel Flüssigkeit durch die Pilze entsteht.
8. Jetzt die Hälfte des Mandeldrinks dazugeben.
9. Brokkoli (ohne die entstandene Flüssigkeit) der Pilzmasse hinzufügen.
10. Das Maronenmehl mit dem restlichen Mandeldrink anrühren und in das Gemüse einrühren.
11. Ggf. ein wenig nachwürzen – je nach Geschmack.

Buschböhnchen

einfach I 2 Portionen

ZUTATEN

500 g Buschbohnen | 100 ml Kokosmilch | 1 mittelgroße Zwiebel | 2 TL Gemüsebrühe | 1 EL Tomatenmark | 1 TL mittelscharfes Paprikapulver

ZUBEREITUNG

1 Bohnen waschen und die beiden Enden abschneiden.
2 Je nach Vorliebe in kurze Stücke schneiden oder ganz lassen.
3 Kokosmilch in einen Topf gießen und Paprikapulver, die kleingeschnittenen Zwiebeln, Gemüsebrühe und Tomatenmark hinzufügen und alles gut verrühren.
4 Die Bohnen dazugeben und alles einmal gut aufwallen lassen.
5 Nun die Temperatur herunterdrehen, einen Deckel auflegen und das Ganze bei niedriger Temperatur bissfest garen.

Bayrisches Kraut mit Curry

einfach I 2 Portionen

ZUTATEN

250 bis 300 g Weißkohl | 1 EL Öl | 50 ml Wasser | 2 bis 3 cm gelbe Currypaste, je nach Geschmack | 1 TL Salz | 100 ml Kokosmilch | ein wenig Kümmel | 1 Messerspitze Pfeffer

ZUBEREITUNG

1 Weißkohl in feine Streifen schneiden.
2 Wasser, Kokosmilch und Currypaste verrühren.
3 Öl in der Pfanne erhitzen, das Kraut darin anbraten und salzen.
4 Mit dem Gemisch aus Wasser, Kokosmilch und Currypaste ablöschen.
5 Noch ein bisschen köcheln lassen – aber nur so lange, dass die Bissfestigkeit erhalten bleibt.

Geölte Knobi-Tomaten

einfach I 2 Portionen

ZUTATEN

40 ml Olivenöl | 3 Stängel Rosmarin | 3 Zehen Knoblauch | frisch gemahlenes Salz | frisch gemahlener Pfeffer | 400 g kleine Kirschtomaten

ZUBEREITUNG

1 Backofen vorheizen.
2 Tomaten waschen, etwas trocken tupfen, halbieren und auf ein Blech legen, das mit Backpapier ausgelegt ist.
3 Bei 200°C (Umluft: 180°C) etwa 15 Minuten grillen.
4 Anschließend herausnehmen und abkühlen lassen.
5 Rosmarin-Stängel gründlich waschen und ausschwenken, damit das Wasser abtropft.
6 Geschälten Knoblauch in dünne Scheiben schneiden.
7 Die Tomaten in eine Schüssel geben, Knoblauch und Rosmarin darüber verteilen und mit Salz und Pfeffer würzen.
8 Zum Schluss das Olivenöl über das Gericht verteilen und mindestens 1 Tag in der Marinade durchziehen lassen.

Wirsing in Kokos-Sauce

einfach I 2 Portionen

ZUTATEN

200 g Wirsing | 200 ml Kokosmilch | 1 Prise Salz | 4 TL grüne Currypaste

ZUBEREITUNG

1 Wirsing von den äußeren Blättern befreien und hobeln oder in Streifen schneiden.
2 Kokosmilch mit der Currypaste im Topf glatt rühren.
3 Wirsing dazugeben, verrühren und einmal leicht aufkochen lassen.
4 Bei geringer Temperatur mit geschlossenem Deckel bis zur Bissfestigkeit köcheln lassen.
5 Hin und wieder umrühren.
6 Je nach Geschmack noch mit etwas Salz nachwürzen.

Dieses Gericht können Sie als Beilage oder auch als Hauptgericht verwenden.

Blumenkohl in fruchtiger Sauce

einfach I 2 Portionen

ZUTATEN

500 g Blumenkohl | 1½ EL Öl | 180 ml Kokosmilch | 1 bis 2 TL Ahornsirup | Salz | 3 EL frisch gepresster Zitronensaft | 1 Prise Cayennepfeffer | ggf. etwas Kokosmehl zum Andicken

ZUBEREITUNG

1 Blumenkohl in kleine Röschen schneiden. Den Strunk auch mit verwenden und kleine Würfel daraus schneiden.

2 Öl erhitzen und den Blumenkohl im geschlossenen Topf anbraten.

3 Hin und wieder umrühren, damit er nicht zu dunkel wird.

4 Kokosmilch mit Zitronensaft, Cayennepfeffer und Ahornsirup vermischen und mit dieser Flüssigkeit den Blumenkohl ablöschen.

5 Im offenen Topf bei heruntergedrehter Temperatur das Gemüse bissfest garen.

6 Sollte zu viel Flüssigkeit noch vorhanden sein, diese mit etwas Kokosmehl andicken.

Bunte Gemüsepfanne

einfach I 2 Portionen

Zutaten

250 g Möhren / Karotten | 250 g Kartoffeln | 250 g grüne Bohnen (alternativ TK-Bohnen) | 250 g Champignons | 1 EL Öl | 1 Zwiebel | 1 Knoblauchzehe | 1 gehäufter TL Kardamompulver | 1 gehäufter TL gekörnte Brühe

Zubereitung

1 Möhren / Karotten schälen und in feine Scheiben hobeln.

2 Kartoffeln waschen, schälen und mittels einer Reibe in feine Streifen hobeln.

3 Champignons putzen und in Scheiben schneiden.

4 Bei Verwendung von frischen Bohnen die Enden sowie Fäden entfernen und in Stücke schneiden; TK Bohnen ggf. durchbrechen.

5 Zwiebeln schälen und würfeln.

6 Knoblauch ebenso klein würfeln.

7 Öl in einer beschichteten, großen Pfanne erhitzen und Knoblauch und Zwiebeln darin andünsten.

8 Anschließend die Karottenscheiben sowie etwas später die Kartoffelraspeln dazugeben und weiter brutzeln lassen.

9 Pfanne mit Deckel verschließen, zwischendurch immer wieder umrühren.

10 Kurz vor dem Ende der Garzeit kommen die Bohnen und Pilze dazu – diese aber nur kurz mit schmoren lassen.

11 Das Gemüse mit Kardamompulver und Gemüsebrühe würzen.

12 Deckel auflegen und auf der ausgestellten Herdplatte weiter durchziehen lassen, bis die perfekte Bissfestigkeit vorhanden ist.

Kohlrabi-Gemüse

einfach I 2 Portionen

Zutaten

1 große Kohlrabi-Knolle | 1 EL Öl | 1 EL frisch gehackte Petersilie | ½ TL getrockneter Dill | 4 TL Haselnussmus oder Mandelmus | 100 ml Gemüsebrühe | Salz

Zubereitung

1 Kohlrabi in ca. 1 cm dicke Scheiben scheiden, die Scheiben schälen und anschließend Würfel aus den Scheiben schneiden.

2 Kohlrabi-Würfel in Öl in einem Topf dünsten und mit der Gemüsebrühe auffüllen.

3 Bei reduzierter Hitze im geschlossenen Topf bissfest garen.

4 Kurz vor Ende der Garzeit die Kräuter einstreuen, verrühren und kurz mit köcheln.

5 Mandelmus noch einrühren und nach Geschmack mit Salz abschmecken.

Desserts

Nussiger Kastanien-Pfannkuchen mit roten Beeren

einfach I 3 Portionen

ZUTATEN

220 g ungesüßte Mandelmilch | 150 g Kastanienmehl | 1 TL Weinstein-Backpulver | ½ TL Zimt | 2 EL Dattelsirup | 1 Messerspitze Salz | Kokosöl | gehackte Kastanien | Zimt | gehackte Mandeln | Dattelsirup | gefrorene Heidelbeeren | Mandeljoghurt | Dattelsirup | frischer Zitronensaft

ZUBEREITUNG

1. Mehl mit Backpulver vermengen.
2. Mit Mandelmilch, Zimt, Dattelsirup und Salz zu einem glatten Teig verrühren und für 20 bis 30 Minuten gehen lassen.
3. Für die Beerencreme Heidelbeeren, Mandeljoghurt, Zitronensaft und Dattelsirup verrühren.
4. In einer Pfanne Kokosöl erhitzen und die Pfannkuchen nacheinander ausbacken.
5. Gehackte Kastanien und Mandeln in den Teig geben, sobald dieser in der Pfanne brät.
6. Kastanien-Pfannkuchen nicht wenden und vorsichtig mit Beeren-Creme, Zimt & Dattelsirup anrichten.

Fruchtige Kokos-Creme mit Apfel

einfach I 2 Portionen

ZUTATEN

300 g Apfelmark | 4 TL gemahlene Braunhirse | 2 EL Erdmandelflocken | 1 EL Zitronensaft | 1 TL Zimt | 250 g veganer Kokosjoghurt

ZUBEREITUNG

1 Apfelmark, Braunhirse, Erdmandelflocken in einer Schüssel miteinander vermengen.

2 Zitronensaft, Zimt und veganen Kokosjoghurt unterrühren.

3 In Dessertschalen anrichten und mit Zimtpulver dekorieren.

Verführerische Kokos-Maronen Creme

einfach I 2 Portionen

ZUTATEN

200 ml Kokosmilch | 4 EL Kastanienmehl | Wasser | 2 Messerspitzen Salz | 2 EL Mandelmus | 2 Handvoll saisonales Obst | 2 TL Zimt

ZUBEREITUNG

1 Das Obst waschen, ggf. entkernen und in kleine Stücke schneiden.

2 Kokosmilch leicht erwärmen.

3 Kastanienmehl mit Wasser und Salz glattrühren.

4 Den Brei in einen tiefen Teller geben und warme Kokosmilch darüber geben.

5 Das Obst auf der Kokos-Maronen-Creme verteilen und Mandelmus sowie Zimt darüber geben.

Exotischer Braunhirse-Pudding mit Chia

einfach I 2 Portionen

ZUTATEN

1 kleine ungeschälte Cherimoya | 2 kleine Kakis | 250 ml Wasser | 6 TL Braunhirse | 5 EL Chiasamen | 1 EL Zitronensaft | 1 EL Erdmandelflocken | Zimt | Vanille

ZUBEREITUNG

1. Cherimoya schälen und entkernen. Fruchtfleisch in einen Mixer geben.
2. Kaki halbieren, Ansatz wegschneiden, in Stücke schneiden und in den Mixer geben.
3. Wasser hinzufügen und mixen, bis eine homogene Fruchtmasse entsteht.
4. Das Fruchtpüree in eine Schale geben und die restlichen Zutaten unterrühren.
5. In Dessertschalen füllen und für mindestens 2 Stunden im Kühlschrank kaltstellen, bis eine puddingähnliche Konsistenz entsteht.

Nougat-Kugeln auf basische Art

einfach I 1 Portion

ZUTATEN

100 g über Nacht eingeweichte Haselnüsse | 1 EL Kakao | 70 g Ahornsirup | 1 Messerspitze Salz

ZUBEREITUNG

1. Haselnüsse abgießen.
2. Im Backofen trocknen lassen.
3. Nüsse fein mahlen und mit Salz und Kakao mischen.
4. Den Ahornsirup hinzufügen und zu einer Masse kneten.
5. Kleine Kugeln formen und genießen.

Schokoladige Feigen-Mandelmilch-Creme

einfach I 2 Portionen

ZUTATEN

125 g getrocknete Feigen | 20 g Mandelmehl | 150 ml Mandeldrink | 2 EL Agavendicksaft | 1 gehäufter TL Rohkakao | 50 g Kokosöl | 100 ml Wasser

ZUBEREITUNG

1. Getrocknete Feigen in feine Würfel schneiden.
2. Kokosöl im warmen Wasserbad schmelzen lassen.
3. Mandelmilch, Wasser, Feigen, Mandelmehl, Agavendicksaft und Kakao in einen Mixer geben.
4. Flüssiges Kokosöl hinzugeben und mixen, bis es eine homogene Creme ergibt.
5. In Dessertschalen umfüllen und für mindestens 2 Stunden im Kühlschrank kaltstellen.

Basische Blaubeer-Nicecream

einfach I 4 Portionen

ZUTATEN

3 reife Bananen | 100 g gefrorene Heidelbeeren | 3 TL Mandelmus | 1 TL Agavendicksaft (optional)

ZUBEREITUNG

1. Bananen in dünne Scheiben schneiden.
2. In einem Tiefkühlbeutel für mindestens 6 Stunden einfrieren.
3. Die Bananen leicht antauen lassen und mit den restlichen Zutaten mixen.

Erfrischende Wassermelonen-Torte

einfach | 1 Portion

ZUTATEN

1 Wassermelone | 2 Tassen Cashew-Sahne | 120 ml Ahornsirup (optional) | Früchte oder Beeren der Saison (z.B. Brombeeren, Ananas, Erdbeeren, Kiwis, Himbeeren etc.) | Kokosflakes oder Kokosflocken

ZUBEREITUNG

1. Aus der Mitte der Wassermelone einen ca. 6 bis 10 cm hohen Tortenboden schneiden.
2. Die Schale der Wassermelone entfernen und diese auf einen Tortenboden legen.
3. Die Cashew-Sahne mit dem Ahornsirup mixen, bis diese fest wird.
4. Die Cashew-Creme auf der Wassermelone verstreichen und die Torte für mindestens 1 Stunde in den Kühlschrank stellen.
5. Früchte evtl. in Stücke schneiden und dekorativ auf der Creme anrichten.
6. Mit Kokosflakes oder Kokosraspeln garnieren.

Chia-Mandel-Pudding mit Himbeer-Topping

einfach I 2 Portionen

ZUTATEN

120 ml Mandelmilch | 40 g gemahlene Mandeln | 8 EL Chiasamen | 2 TL Vanilleextrakt | 110 g Himbeeren | 2 TL Kokosblütensirup

ZUBEREITUNG

1. Mandelmilch mit übrigen Zutaten in einer Schüssel vermischen.
2. Die Creme in Dessertgläser füllen und mindestens 30 Minuten quellen lassen.
3. In einem Topf Himbeeren und Kokosblütensirup einkochen.
4. Das Himbeer-Topping über den fertigen Chia-Mandel-Pudding geben.

Sommerliche Kokos-Creme mit Avocado

einfach I 2 Portionen

ZUTATEN

8 entsteinte, weiche Datteln | 120 ml Wasser | Fruchtfleisch von 3 Avocados | 1 Tasse Kokosmilch | ¼ Tasse Ahornsirup (optional) | 5 bis 7 TL Kakaopulver | 2 TL Vanillepulver | 1 Messerspitze Salz

ZUBEREITUNG

1. Datteln mit Wasser in einem Hochleistungsmixer 30 Minuten einweichen.
2. Die restlichen Zutaten hinzufügen und mixen, bis eine cremige Masse entsteht.
3. Die Creme in kleine Dessertschalen geben und servieren.

Süße Brot-Aufstriche und Marmelade

Süßer Schoko-Aufstrich

einfach | schnell zubereitet

ZUTATEN

300 g entsteinte Datteln | 150 ml Mandelmilch | 6 EL Kakaopulver | 135 g Haselnüsse | ½ TL gemahlene Vanille

ZUBEREITUNG

1. Die Datteln zunächst in etwas warmem Wasser aufweichen und ca. 20 bis 30 Minuten ziehen lassen.
2. In der Zwischenzeit die Haselnüsse bei niedriger Temperatur in einer Pfanne kurz anrösten.
3. Anschließend beiseitestellen und auskühlen lassen.
4. Mandelmilch, Kakaopulver und Vanille in einer Schüssel miteinander vermischen.
5. Die eingeweichten Datteln, die angerösteten Haselnüsse und die Mandelmilch-Kakao-Vanille-Mischung in einen Standmixer geben.
6. Auf höchster Stufe so lange laufen lassen, bis eine cremige Masse entstanden ist.
7. Abschmecken und je nach Geschmack noch etwas Ahornsirup oder Agavendicksaft untermischen.

In einem Glas mit Schraubdeckel abgefüllt hält sich der süße Schoko-Aufstrich bis zu 5 Tage im Kühlschank.

Himbeer-Chia-Marmelade

einfach I schnell zubereitet

ZUTATEN

250 g frische oder TK-Himbeeren | 1 bis 2 EL Chiasamen | Zitronensaft | ½ TL gemahlene Vanille | ggf. Ahornsirup oder Agavendicksaft

ZUBEREITUNG

1. Himbeeren erhitzen, anschließend wieder abkühlen lassen.
2. Zitrone auspressen und den Saft zu den Himbeeren geben.
3. Chiasamen hinzugeben und alles gut verrühren.
4. Mit gemahlener Vanille und Agavendicksaft (alternativ mit Ahornsirup) abschmecken.

Chiasamen bilden eine puddingartige Konsistenz und ersetzen in diesem Fall den Gelierzucker. Nachteilig dabei ist allerdings, dass der Aufstrich aufgrund des fehlenden Zuckers nur ein paar Tage haltbar ist. Aber er ist so lecker, dass Sie ihn wahrscheinlich ohnehin recht schnell vernascht haben. Zur Aufbewahrung im Kühlschrank eignen sich Gläschen mit einem Schraubdeckelverschluss.

Schokoladiger Avocado-Aufstrich

einfach | 2 Portionen

ZUTATEN

3 EL Kakaopulver | 2 EL Agavendicksaft | 1 ganze Vanilleschote | 1 mittelgroße Avocado | etwas Salz | optional ein paar Mandelblättchen

ZUBEREITUNG

1. Die Vanilleschote längs halbieren und aus den jeweiligen Hälften mit einem Löffel das Mark herauskratzen.
2. Das Fruchtfleisch der Avocado mit Kakaopulver, dem Mark der Vanilleschote, Agavendicksaft und ein wenig Salz mittels eines Stabmixers so lange pürieren, bis eine gleichmäßige, cremige Masse vorhanden ist.
3. Sollte der Aufstrich zu fest sein, kann dieser ggf. mit etwas Pflanzendrink gestreckt werden.
4. Für 1 Stunde den schokoladigen Avocado-Aufstrich in den Kühlschrank stellen und anschließend mit ein paar Mandelblättchen bestreut servieren.

Fruchtmus

einfach | 2 Portionen

ZUTATEN

100 g gemahlene Mandeln | jeweils 2 EL getrocknete Früchte wie Rosinen, Aprikosen, Datteln (ohne Stein), Feigen oder Pflaumen | ein wenig Zimtpulver

ZUBEREITUNG

1. Einen Tag zuvor die Trockenfrüchte in Wasser einweichen und über Nacht quellen lassen.
2. Abschütten und mit einem Stabmixer pürieren.
3. Anschließend das Fruchtmus noch mit ein wenig Zimtpulver abschmecken.

Fruchtiger Brot-Aufstrich

einfach I 2 Portionen

ZUTATEN

Ein wenig frisch gepresster Limettensaft | ½ TL Honig (alternativ Agavendicksaft oder Ahornsirup) | 1 großer Apfel | 1 große, reife Banane | 1 gehäufte EL geriebene Mandeln

ZUBEREITUNG

1 Apfel vierteln, entkernen und fein raspeln.

2 Banane mit der Gabel gut zerdrücken.

3 Alle Zutaten miteinander vermischen und mit dem Honig oder Ahornsirup bzw. Agavendicksaft ein wenig süßen.

Köstlicher Mandel-Aufstrich

einfach I 2 Portionen

ZUTATEN

120 g Datteln | 50 g weißes Mandelmus | 5 EL Wasser | ein wenig Zimtpulver

ZUBEREITUNG

1 Die gewürfelten Datteln zusammen mit dem hellen Mandelmus und 5 EL Wasser in ein Gefäß geben und mit dem Stabmixer pürieren, bis die Masse glatt ist.

2 Mit etwas Zimtpulver abschmecken.

Köstlichkeiten zum Backen

Rührkuchen

einfach | unabhängig von der Backzeit schnell zubereitet

ZUTATEN

5 EL ungezuckertes Apfelmus | ca. 150 g Zucchini | 1 EL Apfelessig (Bio) | 60 ml Mineralwasser mit Kohlensäure | 60 ml Mandel- oder Hafermilch | 1 Tütchen Weinstein-Backpulver | 2 Handvoll gehackte Mandeln | eine Prise Salz | 100 bis 120 g Süßungsmittel nach Wahl, um den Geschmack anzupassen | 280 g Dinkelmehl oder alternativ ein anderes, glutenfreies Mehl

ZUBEREITUNG

1. Weinstein-Backpulver, Salz, gehackte Mandeln und das Süßungsmittel, dass Sie gewählt haben, zusammen mit dem Mehl in einer Schüssel vermengen.
2. Die gesäuberte Zucchini in feine Streifen hobeln und mittels eines Siebes gut ausdrücken, damit sie Flüssigkeit verliert. Sie sollte aber dennoch saftig bleiben.
3. Anschließend die Zucchini zu der Mehlmischung hinzufügen.
4. Danach Apfelessig, die pflanzliche Milch sowie das kohlesäurehaltige Wasser hinzugeben und alles mit einem Handmixer verrühren.
5. Die Backform mit Backpapier auskleiden und die Teigmasse einfüllen.
6. Für ca. 40 bis 50 Minuten den Kuchen im vorgeheiztem Backofen bei 180°C (Unter- und Oberhitze) backen.
7. Zwischendurch immer mit einem Holzstäbchen prüfen, ob der Kuchen innen gar ist. (Das erkennen Sie daran, wenn kein Kuchenteig mehr am Holzstäbchen klebt.)
8. Kuchen aus dem Backofen, wenn er fertig ist und auskühlen lassen.

Apfel-Karotten-Muffins

einfach | 8 Stück

ZUTATEN

100 g Apfel | 100 g Karotten | 100 g Hirsemehl | 100 g Buttermilch | 40 g Rosinen oder Cranberries | 20 g gehackte Nüsse oder Kerne (z.B. Sonnenblumenkerne, Kürbiskerne, Haselnüsse, Mandeln) | 2 EL Haferflocken | ½ TL gemahlener Zimt | gemahlener Koriander (optional) | 1 TL Weinstein-Backpulver

ZUBEREITUNG

1 Den Backofen auf 180°C Ober-/Unterhitze vorheizen.
2 Karotten und Äpfel fein reiben.
3 Buttermilch, Kerne und/oder Nüsse sowie die Gewürze hinzufügen.
4 Das Weinstein-Backpulver mit dem Mehl unter die Masse rühren.
5 Den fertigen Teig gleichmäßig in Muffin-Förmchen aus Silikon oder in ein gefettetes Blech verteilen.
6 Etwa 15 bis 20 Minuten auf mittlerer Schiene backen. Anschließend die fertigen Muffins auf ein feuchtes Küchentuch stellen. Die Muffins erst nach dem Abkühlen aus der Form lösen.

No-Bake-Apfel-Mandel-Kuchen

einfach | für einen ⌀ 20 cm Tortenring

ZUTATEN

150 g gemahlene Mandeln | 5 EL ungesüßter Mandeldrink | 50 g Rosinen | 10 Weintrauben | 5 Aprikosen | 1 Spritzer Zitronensaft | 2 kleine Äpfel | 1 Scheibe Zitrone | 1 EL Mandelblättchen

ZUBEREITUNG

1 Mandelmilch, Rosinen und Weintrauben in einem Standmixer zerkleinern, bis eine sämige Masse entsteht.

2 In einem Topf die Masse mit dem Mandelmehl vermengen.

3 Bei Bedarf weitere gemahlene Mandeln hinzufügen, falls der Teig zu klebrig sein sollte.

4 Auf einer Tortenplatte mithilfe eines Tortenrings (ca. 20 cm Durchmesser) den Teig verteilen.

5 Im Standmixer die Aprikosen mit dem Zitronensaft zu einem Mus pürieren.

6 Äpfel schälen, das Kerngehäuse entfernen und in dünne Scheiben schneiden.

7 Mit der Zitronenscheibe jede Apfelscheibe einreiben, damit die Apfelscheiben nicht braun werden.

8 Das Mus auf dem Boden verteilen und anschließend mit Apfelscheiben beschichten.

9 Den fertigen Kuchen mit Mandelblättchen dekorieren.

Tipp: Wer den Boden knuspriger haben will, kann den Teig in einer Springform bei 200°C ca. 20 Minuten backen.

Basischer Kirsch-Nuss-Kuchen

einfach I für eine Backform mit ø 18 cm

ZUTATEN

150 g Dinkel-Vollkornmehl | 100 g helles Dinkelmehl | 125 g gemahlene Haselnüsse oder Mandeln | 50 g Xylitol | 50 g Kokosblütenzucker | 8 g Backpulver | 2 EL Kakaopulver |1 Päckchen Vanillezucker | 300 ml Sojadrink | 250 g gefrorene Kirschen | 150 g Banane

ZUBEREITUNG

1. Die Kirschen auftauen lassen.
2. Den Backofen auf 180°C Ober-/Unterhitze (Umluft: 160°C) vorheizen.
3. In einer Schüssel das Mehl, die Nüsse, den Zuckerersatz, Backpulver, Kakaopulver und Vanillezucker vermengen.
4. Mit einem Schneebesen den Sojadrink unterrühren.
5. Teig in eine gefettete Backform geben.
6. Die Banane in Scheiben schneiden.
7. Die Hälfte der Banane und 100 g der aufgetauten Kirschen in den Teig drücken.
8. Das restliche Obst dekorativ auf dem Teig verteilen.
9. Im Ofen den Kuchen für 60 bis 70 Minuten backen.
10. Erst nach dem Abkühlen den Kuchen aus der Form lösen.

Basischer No-Bake-Kuchen mit saftigen Früchten

einfach I für eine ⌀ 20 cm Springform

ZUTATEN

300 g gemahlene Mandeln (alternativ Haselnüsse oder Walnüsse) | Saft von 1 frisch ausgepresster Orange | 6 Datteln | 100 g Früchte der Saison oder nach Belieben (z.B. Himbeeren, Erdbeeren, Kirschen, Brombeeren etc.) | 4 Datteln | 60 g Stevia-Granulat | 50 g Mandelsplitter oder Kokosraspeln

ZUBEREITUNG

1 Datteln entkernen und pürieren.
2 Das Dattelpüree mit frischgepresstem Orangensaft und den gemahlenen Mandeln zu einem Kuchenteig kneten.
3 Die Springform einfetten und den Teig in diese geben.
4 Für den Belag die Früchte zusammen mit den entkernten Datteln und dem Stevia-Granulat zu einer Fruchtsoße pürieren.
5 Die Masse auf den Kuchenteig in der Springform geben.
6 Den fertigen Kuchen ggf. mit frischen Früchten und Mandelsplittern oder Kokosraspeln dekorieren.

No-Bake-Kokos-Kurkuma-Kuchen

einfach I für eine ⌀ 18 cm Springform

ZUTATEN

100 g entkernte Datteln | 60 g Mandeln | 30 g gepuffter Vollkorn-Quinoa | 50 g Mandelmus | 400 g Süßkartoffeln | 75 g pflanzlicher Kokosjoghurt | 75 g Kokosöl | 150 g Dattelsüße (für das Püree) | 1 TL Kurkuma | 1 TL Zimt | 100 g Cranberries | 2 EL Kokosöl | 1 EL Mandelmus | 1 EL stark entöltes Kakaopulver | 2 EL Dattelsüße (für die Glasur)

ZUBEREITUNG

1 Für den Boden die Datteln 1 Stunde in Wasser einweichen.
2 Anschließend die Datteln mit Mandelmus und Mandeln vermixen und die gepuffte Quinoa unterrühren.
3 Als Boden die Masse in eine Kuchenform geben und festdrücken.
4 Die Süßkartoffeln schälen und kochen, bis sie weich sind.
5 Joghurt, Kokosöl, Dattelsüße und die Gewürze mit den gekochten Süßkartoffeln pürieren.
6 Cranberries unter die Masse heben und auf dem Kuchenboden verteilen.
7 Den Kuchen für etwa 2 Stunden im Kühlschrank kaltstellen.
8 Aus Kokosöl, Mandelmus, Kakaopulver und Dattelsüße eine Glasur mixen und diese auf den Kuchen geben.
9 Erneut für etwa 30 Minuten kaltstellen.

Saftiger Kürbis-Schokoladenkuchen mit Kaki-Creme

einfach | 9 Stück

ZUTATEN

450 g Butternutkürbis | 100 g kernlose Datteln | 50 g Kürbiskerne | 50 g Mandelkerne | 75 g Süßlupinenmehl | 4 EL Carobpulver | 2 TL Weinstein-Backpulver | 4 EL weißes Mandelmus | 2 TL Zimt | ½ Tonkabohne | 1 Messerspitze Salz | 100 g reife Kaki-Frucht | Tonkabohnen-Abrieb | etwas Zimt

ZUBEREITUNG

1 350 g des Butternutkürbisses würfeln und kochen.
2 Im Mixer Mandeln, Kürbiskerne und die Tonkabohne mahlen.
3 Den gekochten Kürbis, Datteln, Süßlupinenmehl, Backpulver, 2 EL Mandelmus, Zimt und Salz in den Mixer dazugeben und zu einem Teig mixen.
4 Diesen in eine Auflaufform geben.
5 Für 35 bis 40 Minuten bei 180°C Umluft backen.
6 Den restlichen Kürbis für die Kaki Creme kochen.
7 Kaki, Tonkabohnen-Abrieb, Zimt und den gekochten Kürbis cremig mixen.
8 Die Creme auf den gebackenen Kuchen streichen.
9 Mit Kürbiskernen und frischen Kaki-Scheiben dekorieren.

Himbeer-Zimtschnecken mit fruchtigem Beeren-Topping

einfach I 3 Portionen

ZUTATEN

100 g Buchweizenmehl | 100 g Teffmehl | 50 g Erdmandelmehl | 5 g Weinstein-Backpulver | 90 g Xylit (Birkenzucker) | 1 EL Kartoffelmehl | 1 TL Zimt | etwas Vanille oder Tonkabohnen-Abrieb | 1 Messerspitze Salz | 150 ml ungesüßte Mandelmilch | 50 g Kokosöl | 4 EL Kokosblütenzucker | 200 g Himbeeren | 1 TL Himbeeressig | 5 EL ungesüßter Mandeljoghurt | 2 EL weißes Mandelmus | 3 EL Dattelsüße | ½ TL Zimt | 1 EL Himbeerpulver | 2 EL frischer Zitronensaft

ZUBEREITUNG

1. Die verschiedenen Mehle mit 50 g Birkenzucker, Backpulver, Zimt, Vanille und Salz vermengen.
2. Mandelmilch unter die trockenen Zutaten rühren.
3. Kokosöl hinzugeben und zu einem Teig kneten.
4. Teig 5 Minuten ruhen lassen und auf einem Backblech mit Backpapier 3 bis 5 mm dünn zu einem Rechteck ausrollen.
5. Gleichmäßig 2 EL Kokosblütenzucker auf dem Teig verteilen.
6. Himbeeren, Essig, 1 EL Mandeljoghurt, 1 EL Mandelmus mit Dattelsirup, Zimt und Vanille vermengen.
7. Als Füllung auf den Teig geben und einrollen.
8. 10 Rollen mit einer Teigrolle schneiden und aneinander in eine Auflaufform legen.
9. Mit Kokosblütenzucker bestreuen und 40 Minuten bei 200°C Ober-/Unterhitze im vorgeheizten Backofen backen.
10. Restlichen Birkenzucker mit einem Mixer zu Puderzucker mahlen und mit 2 EL Mandeljoghurt, dem Zitronensaft und Himbeerpulver zu einem roten Topping mixen.
11. Das rote Topping auf die noch heißen Zimtschnecken geben.
12. 1 EL Mandelmus mit 2 EL Mandeljoghurt verrühren und über die ausgekühlten Himbeer-Zimtschnecken geben.

Erdmandel-Plätzchen

einfach | 1 Portion

ZUTATEN

75 g Erdmandelflocken | 25 g Chiasamen | 250 ml Wasser | 25 g gehackte Mandeln | 50 g gemahlene Mandeln | 1 EL Mandelöl | 30 g getrocknete Feigen | 90 g getrocknete Aprikosen | Zimt

ZUBEREITUNG

1 Chiasamen und Erdmandelflocken im Wasser für 1 Stunde quellen lassen.
2 Aprikosen und Feigen in kleine Stücke schneiden.
3 Alle Zutaten miteinander vermengen.
4 Backpapier auf einem Backblech auslegen.
5 Kleinere Häufchen formen und bei 160°C Umluft im Backofen etwa 15 bis 20 Minuten backen.

Basische Kokos-Makronen

einfach | ca. 16 Stück

ZUTATEN

1 sehr reife Banane | 60 g Kokosraspeln (alternativ gehackte Mandeln oder Haselnüsse)

ZUBEREITUNG

1 Die reife Banane mit einer Gabel sehr fein zerdrücken.
2 Kokosraspeln unterrühren.
3 Ein Backblech mit Backpapier auslegen.
4 Mit einem Teelöffel kleine Makronen auf das Backblech setzen.
5 Bei 150°C Ober-/Unterhitze im nicht vorgeheizten Ofen 20 Minuten backen.

Pesto

Experten-Tipp: Bei der Herstellung von Pesto ist es ganz wichtig, dass alle Kräuter, die Sie verwenden möchten, nach dem Waschen gut trocken sind, bevor sie verarbeitet werden. Wenn sie nicht genügend abgetrocknet sind, vermischt sich das Öl nicht mit dem Wasser und Ihr Pesto ist hinüber.

Pesto lässt sich wunderbar in kleinen, gut gereinigten Schraubdeckelgläschen im Kühlschrank aufbewahren. Wenn Sie auf die fertige Pesto-Masse ein klein wenig Öl geben, sodass die Oberfläche des Pestos durch das Öl geschlossen ist, hält es sich im Kühlschrank länger. Verwenden Sie immer sauberes Besteck, wenn Sie Pesto entnehmen und bedecken Sie es anschließend wieder mit einer dünnen Ölschicht.

Köstliches Walnuss-Pesto

einfach | 4 Portionen

ZUTATEN

1 Bund Basilikum | 50 g Walnusskerne | 4 EL Walnussöl | 1 Stück Parmesan (etwa 30 bis 35 g) | 1 Knoblauchzehe

ZUBEREITUNG

1. Das Basilikum waschen; ein wenig ausschlagen, damit es etwas abtrocknet, anschließend die Blättchen abzupfen.
2. Knoblauch schälen, klein schneiden.
3. Knoblauch, Basilikum, Öl und Walnusskerne pürieren.
4. Parmesan reiben, dann der Masse unterrühren.
5. Mit Salz und Pfeffer nach Geschmack verfeinern.

Aromatisches Nuss-Pesto

einfach I schnell zubereitet | 1 Portion

ZUTATEN

1 kleine Knoblauchzehe | 2 kleine, frische Tomaten | 30 g getrocknete Tomaten |100 g Walnusskerne | 9 EL Olivenöl | 3 EL geriebener Parmesan | frische Kräuter wie Oregano, Thymian, Basilikum

ZUBEREITUNG

1. Den Strunk aus den Tomaten herausschneiden und die Kerne entfernen, danach klein würfeln.
2. Getrocknete Tomaten, frische Tomatenwürfel, Knoblauchzehe und Walnusskerne in den Standmixer geben oder mit einem Pürierstab zerkleinern, bis eine cremige Paste entsteht.
3. Ganz langsam nach und nach Olivenöl und geriebenen Parmesan dazugeben.
4. Kräuter nach Wunsch hinzufügen und mit Salz und Pfeffer abschmecken.

Kräuter-Pesto

einfach I schnell zubereitet | 1 Portion

ZUTATEN

120 ml Olivenöl | 3 EL Zedernüsse | ¼ TL Kräutersalz | 1 ganzer Bund Basilikum | 1 ganzer Bund Petersilie | 2 Stängel Dill | 2 Stängel Oregano | 2 Stängel Salbei | 2 Stängel Majoran | 2 Zweige Rosmarin | ½ Bund Schnittlauch

ZUBEREITUNG

1. Alle Kräuter waschen, von den Stielen zupfen und vollständig getrocknet in den Standmixer geben.
2. Olivenöl, Kräutersalz und Zedernüsse hinzugeben.
3. Alles auf höchster Stufe fein pürieren.
4. In gesäuberte kleine Schraubdeckelgläschen umfüllen und im Kühlschrank aufbewahren.

Krautiges Limetten-Pesto

einfach I 2 Portionen

ZUTATEN

10 g Korianderkraut | 25 g Radieschen-Kraut | 35 g geriebene Mandeln |1 kleines Stückchen Knoblauchzehe | 1 Messerspitze Kreuzkümmelpulver | 75 ml Olivenöl | ¼ TL frisch gepresster Limettensaft | Salz | Pfeffer

ZUBEREITUNG

1 Das Blattwerk von Radieschen und Koriander gründlich waschen und gut trocknen lassen.
2 Danach beides grob zerkleinern.
3 Knoblauch schälen, klein hacken.
4 Falls Sie ganze Mandeln verwenden: Diese im Mixer so lange zerkleinern, bis sie fein sind.
5 Das Kraut von Radieschen und Koriander dazugeben.
6 Knoblauch ebenso hinzufügen.
7 Mit Kreuzkümmelpulver, Salz und Pfeffer würzen.
8 Limettensaft und Öl dazugeben.
9 Alles auf der höchsten Stufe im Standmixer zu einer feinen Paste mixen.
10 Eventuell noch mit den Gewürzen etwas nachwürzen – je nach Geschmack.

Pinienkern-Pesto

einfach I 2 Portionen

ZUTATEN

100 g Pinienkerne | 75 g Bärlauch | 125 ml Olivenöl | Salz | Pfeffer aus der Mühle

ZUBEREITUNG

1. Pinienkerne in einer beschichteten Pfanne ohne Fett anrösten und ein wenig auskühlen lassen.
2. Bärlauch waschen und gründlichst trocken schütteln.
3. Bärlauch, Pinienkerne und Öl in den Standmixer geben und alle Zutaten auf höchster Stufe mixen oder mit einem Stabmixer so lange zerkleinern, bis eine geschmeidige Masse vorhanden ist.
4. Das Pesto mit Salz und Pfeffer abschmecken.
5. Ggf. in kleine, saubere Schraubdeckelgläschen umfüllen.

Mandel-Pesto

einfach I 1 Portion

ZUTATEN

125 ml Olivenöl | 125 g Mandelblättchen | jeweils ein ganzer Bund frischer Kräuter: Basilikum und Rosmarin | 5 Knoblauchzehen | frisch gemahlener Pfeffer aus der Mühle | etwas Meersalz

ZUBEREITUNG

1. Knoblauch schälen, dann pressen.
2. Die Kräuter gut waschen und abtropfen lassen.
3. Anschließend alle Zutaten in einen Standmixer geben oder mit einem Stabmixer gut pürieren.

Alternativ können Sie auch ein anderes basisches Öl für das Mandel-Pesto verwenden.

Pikantes Avocado-Pesto

einfach I 2 Portion

ZUTATEN

30 g Pinienkerne | 1 Hand voll Basilikum | ½ vollreife Avocado mittlerer Größe | 1½ EL Limettensaft | Chiliflocken | Salz | Pfeffer aus der Mühle

ZUBEREITUNG

1 Pinienkerne in einer beschichteten Pfanne ohne Fett rösten.
2 Die Avocado halbieren, entsteinen und mit einem Löffel das Fruchtfleisch aus der Schale heraus heben und klein schneiden.
3 Das gewaschene Basilikum gut trocken schütteln.
4 Anschließend Avocado, Basilikum, Limettensaft und Pinienkerne mit einem Stabmixer so lange zerkleinern, bis eine glatte Masse entstanden ist.
5 Zum Schluss mit Chiliflocken, Salz und frisch gemahlenem Pfeffer abschmecken.

Feuriges Chili-Pesto

einfach I 1 Portion

ZUTATEN

4 kleine, rote Chilischoten ohne Kerne | 2 Bund Dill | 2 Bund Petersilie | 8 gehäufte EL gemahlene Mandeln | 6 gehäufte EL Hefeflocken | 2 gestrichene TL Salz |2 EL Olivenöl

Achtung: Wer mit der Schärfe der Chili noch keine Erfahrung hat, sollte auf jeden Fall erst einmal mit 1 Chilischote in diesem Rezept beginnen – das Pesto ist mit 4 Schoten sehr scharf!

ZUBEREITUNG

1 Dill und Petersilie waschen und grob zerkleinern (die Stiele werden mitverwendet).
2 Im Standmixer oder mit einem Pürierstab alle Zutaten klein hacken, bis eine grob-breiige Masse entsteht.

Salsa, herzhafte Brotaufstriche & Dips

Tomatiges Frucht-Salsa

einfach | 2 Portionen

ZUTATEN

3 Tomaten | 1 reife Mango | 1 Zwiebel (klein) | 1 fingerdickes Stück frischer Ingwer | 2 EL Olivenöl | ½ TL Kurkuma | 1 Prise Meersalz | frisch gemahlener schwarzer Pfeffer | frischer Koriander (2 bis 3 Stängel)

ZUBEREITUNG

1. Die geschälte, kleingeschnittene Zwiebel im Olivenöl anschwitzen.
2. Mango schälen, Kern entfernen und in Würfel schneiden.
3. Die gewaschenen Tomaten ebenso in Würfel schneiden, zu den Zwiebeln hinzufügen und etwa 5 bis 6 Minuten mitköcheln lassen.
4. Anschließend die Mangowürfel dazugeben, ebenso die Gewürze und den kleingeschnittenen Ingwer.
5. Weitere 3 bis 4 Minuten köcheln lassen.
6. Koriander gut waschen, die Blätter von den Stielen entfernen, klein hacken und unter die Salsa mischen.

Angerichtet in einer Schüssel schmeckt diese Salsa wunderbar zum Grillfleisch.

Salsa mit Avocado

einfach I 2 Portionen

ZUTATEN

2 reife Avocados | Saft von 1 Zitrone | 1 Schalotte | ½ grüne Chilischote (alternativ etwas Cayennepfeffer) | 1 reife Tomate | 2 Stängel frischer Koriander | etwas glatte Petersilie (alternativ ein wenig Schnittlauch) | Salz und Pfeffer

ZUBEREITUNG

1 Avocados schälen und zerdrücken.
2 Tomate und Schalotte in kleine Würfel schneiden.
3 Kräuter und Chili ebenso zerkleinern.
4 Alles miteinander vermengen und mit Salz, Pfeffer und dem Saft der Zitrone abschmecken.

Diese Salsa schmeckt hervorragend als Dip zu Pellkartoffeln. Aber auch als Brotaufstrich lässt sich die Salsa mit Avocado wunderbar verwenden.

Rucola-Aufstrich

einfach I 2 Portionen

ZUTATEN

80 g Rucola | 3 EL Sonnenblumenkerne | 3 EL Olivenöl |1 bis 2 EL frisch gepresster Limettensaft | etwas Salz

ZUBEREITUNG

1 Rucola gründlich waschen, etwas abtropfen lassen und ein wenig klein schneiden.
2 Zusammen mit allen anderen Zutaten in den Mixer geben und pürieren.

Abgefüllt in saubere Schraubdeckelgläschen ist der Aufstrich ein paar Tage im Kühlschrank haltbar.

Roter Bohnendip

einfach I 2 Portionen

ZUTATEN

1 Dose rote Bohnen | ½ mittelgroße Zwiebel | 1 Knoblauchzehe | 1 EL Olivenöl | ¼ TL Kräutersalz | etwas Pfeffer aus der Mühle | ½ EL basische Gemüsebrühe

ZUBEREITUNG

1. Die geschälte und zerkleinerte Zwiebel sowie die Knoblauchzehe in einer Pfanne mit etwas Öl leicht andünsten.
2. Bohnen abgießen und mit allen Zutaten im Standmixer pürieren, bis eine cremige Masse entsteht.

Garniert mit Kräutern passt dieser Dip gut zu Gemüsesticks oder auch als Brotaufstrich.

Mayonnaise

einfach I 2 Portionen

ZUTATEN

60 ml Sojamilch | ca. 1 TL Senf | 1 TL Zitronensaft | 120 ml Pflanzenöl | etwas Salz | 1 Messerspitze Pfeffer

ZUBEREITUNG

1. Sojamilch, Salz und Senf mit einem Stabmixer in einem hohen Gefäß so lange rühren, bis alles glatt und gut vermischt ist.
2. Ganz langsam das Öl in einem dünnen Strahl in die Masse fließen lassen. Währenddessen weiter mixen, bis alles eindickt.
3. Mit Salz, Pfeffer und Zitronensaft zum Schluss abschmecken und nochmals kurz durchmixen.
4. In ein gut gereinigtes Schraubdeckelglas umfüllen und im Kühlschrank aufbewahren.

Brokkoli-Limette-Brotaufstrich

einfach I 2 Portionen

ZUTATEN

300 g Brokkoli | ca. 80 g Mandelstifte | 3 TL dunkle, scharfe Sojasoße (z.B. Tamari) | 1 gehäufter TL Senf | 3 TL Edelhefeflocken | Saft von ½ Limette | 60 bis 70 g Crème fraîche (vegan, auf Mandelbasis) | Salz | frisch gemahlener Pfeffer

ZUBEREITUNG

1. Brokkoli säubern und in kleine Röschen teilen; Strunk schälen und klein würfeln.
2. In kochendem Salzwasser den Brokkoli ca. 3 Minuten blanchieren.
3. Von der Kochflüssigkeit 60 ml entnehmen und an die Seite stellen zum Abkühlen.
4. Brokkoli in einem Sieb abgießen und mit kaltem Wasser abschrecken.
5. 60 g von den Röschen ebenso zur Seite stellen.
6. Die Mandelstifte in einer beschichteten Pfanne ohne Fett rösten.
7. 3 TL davon entnehmen und auch zur Seite stellen.
8. Die restlichen Mandelstifte mit einem Standmixer ganz fein mahlen.
9. Anschließend Brokkoli, 60 ml Kochwasser, Sojasoße, Edelhefeflocken und den Senf dazugeben und pürieren (mittelfein, d.h. die Masse sollte nicht ganz glatt werden).
10. Die Masse in ein Schüsselchen umfüllen; frisch gepressten Limettensaft und Crème fraîche unterrühren. Mit Salz und Pfeffer nach Geschmack verfeinern.
11. Die zur Seite gestellten Brokkoli-Röschen und gerösteten Mandelstifte als Topping auf den Brotaufstrich geben.

Herzhafter Curry-Möhren-Aufstrich

einfach | 2 Portionen

ZUTATEN

1 kleiner Apfel | 2 kleine Möhren / Karotten | ½ TL Currypulver | 1 Messerspitze Kreuzkümmelpulver | 1 ganz dünne Scheibe frischer Ingwer | 1 EL Hanfsamen | frisch gemahlener schwarzer Pfeffer | 1 Prise Salz

ZUBEREITUNG

1. Apfel waschen, in Segmente schneiden und das Kerngehäuse entfernen.
2. Möhren / Karotten schälen, in fingerlange Stückchen schneiden und dämpfen.
3. Beide Zutaten mit Hanfsamen, den Gewürzen und dem geschälten Ingwer in einem Behälter mit einem Stabmixer so lange zerkleinern, bis eine cremige Masse entsteht.
4. Eventuell noch ein wenig nachwürzen.
5. In einem sauberen Schraubdeckelglas umfüllen und im Kühlschrank aufbewahren.

Oliven-Dip

einfach | 2 Portionen

ZUTATEN

10 nicht geschwärzte Oliven | 1 mittelgroße Aubergine | 1 große Schalotte | 3 TL Kräuter der Provence | 3 TL Olivenöl | 1 EL Zitronenthymian | 1 Prise Kräutersalz | ein klein wenig Kerbel | Pfeffer aus der Mühle

ZUBEREITUNG

1. Schalotte und Oliven ganz klein hacken.
2. Aubergine im Dampftopf garen, etwas auskühlen lassen, halbieren und das Fruchtfleisch entnehmen.
3. Olivenstückchen, Zwiebelwürfel und das Auberginenfruchtfleisch mit den Gewürzen sowie dem Öl vermischen und mit einem Stabmixer fein pürieren.

Aufstrich aus Süßkartoffel

einfach I 1 Portion

ZUTATEN

150 g Süßkartoffeln | 2 EL gehackte Petersilie | ½ Becher Joghurt | 1 EL Öl | frisch gemahlener schwarzer Pfeffer aus der Mühle

ZUBEREITUNG

1 Süßkartoffeln waschen, schälen und kleingewürfelt in wenig Salzwasser etwa 15 Minuten garkochen.
2 Abgießen und mit einem Kartoffelstampfer zerdrücken oder durch eine Kartoffelpresse drücken.
3 Joghurt, Öl und Petersilie untermischen.
4 Den Aufstrich mit schwarzem Pfeffer aus der Mühle und Salz würzen.

Scharfes Paprika-Salsa

einfach I 4 Portionen

ZUTATEN

6 mittelgroße Tomaten | 1 rote Chilischote | 2 rote Paprika | 2 gelbe Paprika | 1 kleine Zwiebel | 2 EL Agavendicksaft | 2 EL Olivenöl | Kräuter nach Wahl | Salz | Pfeffer

ZUBEREITUNG

1 Die Tomaten enthäuten, Kerne entfernen und in kleine Würfel schneiden.
2 Paprika ebenso von den Kernen befreien, würfeln und auf dem Grill schmoren.
3 Chilischote und Zwiebel klein schneiden und in eine Schüssel geben.
4 Gewürze, Agavendicksaft sowie Öl dazugeben und etwa 1 Stunde zur Seite stellen und ruhen lassen.
5 Zum Schluss noch einmal durchmischen und abschmecken.

Brot & Brötchen zum Selberbacken

Buchweizen-Dinkel-Möhren-Brot

wegen der Ruhezeit etwas zeitintensiv – ansonsten einfach | 1 Brot

ZUTATEN

300 g Dinkelvollkornmehl | 450 g lauwarmes Wasser | 200 g Buchweizenvollkornmehl | 100 g Möhren / Karotten | 30 g Sonnenblumenkerne | 30 g Leinsamen | 50 g naturtrüber Apfelessig | ½ Würfel frische Hefe | 8 g Salz

ZUBEREITUNG

1 Zunächst die Möhren in kleine Stückchen raspeln.
2 Die Hefe in lauwarmem Wasser auflösen.
3 Anschließend alle Zutaten vermischen. Falls entsprechendes Gerät vorhanden: Das Gemisch 5 Minuten mithilfe einer Küchenmaschine oder einem Handmixer zu einer klebrigen, breiigen Masse kneten.
4 Eine Kastenform mit Backpapier auslegen und den fertigen Teig gleichmäßig darin verteilen. Nach Wunsch die Oberfläche noch mit etwas Buchweizen bestreuen.
5 Der Teig muss nun mindestens 2 Stunden bei Zimmertemperatur gehen.
6 Anschließend das Brot in den nicht vorgeheizten Backofen geben und 55 Minuten bei 200°C backen.

Bevor Sie das Brot anschneiden, sollte es vollkommen ausgekühlt sein.

Schmackhaftes Kartoffel-Brot

wegen der Ruhezeit etwas zeitintensiv – ansonsten einfach | 1 Brot

ZUTATEN

500 g mehlig kochende Kartoffeln | etwas Salz | 42 g Hefe (1 Würfel) | 500 g Dinkelmehl | 1 EL Rapsöl

ZUBEREITUNG

1. Zunächst die Kartoffeln im leicht gesalzenen Wasser weichkochen.
2. Pellen, während die Kartoffeln noch warm sind und anschließend abkühlen lassen.
3. Die Kartoffeln mittels einer Kartoffelpresse pressen, sobald sie ausgekühlt sind (alternativ raspeln).
4. Lösen Sie die Hefe in 500 ml laufwarmem Wasser auf und vermischen Sie die gepressten / geraspelten Kartoffeln mit dem Mehl, 2 TL Salz und dem Öl.
5. Den Teig kräftig durchkneten, sodass eine glatte Masse entsteht.
6. Daraus einen Brotlaib formen, den Sie 30 Minuten zugedeckt an einem warmen Ort gehen lassen.
7. In der Zwischenzeit den Backofen auf 200°C vorheizen.
8. Anschließend das Brot ca. 50 Minuten backen.

Sobald das Brot eine schöne knusprig-braune Krume hat, ist es fertig.

Dinkelbrot mit Backpulver

einfach I 1 Brot

ZUTATEN

500 g Dinkelmehl vom Typ 630 | ½ l lauwarmes Wasser | ½ TL Salz | 1 Tütchen Weinstein-Backpulver | 1 TL Brotgewürzmischung | 100 g Leinsamen | 100 g Kürbiskerne | Olivenöl zum Einpinseln der Backform

ZUBEREITUNG

1 Das Mehl mit dem Weinstein-Backpulver vermischen.
2 Anschließend Salz, Brotgewürzmischung, Kürbiskerne und die Leinsamen untermischen.
3 Zum Schluss das lauwarme Wasser hinzugeben und alles miteinander verkneten.
4 Die Kastenform mit dem Olivenöl einpinseln und die Teigmasse hineingeben.
5 Die Teigoberfläche mit etwas Wasser einpinseln, damit die Oberfläche schön knusprig wird.
6 Bei 200°C Ober-/Unterhitze im nicht vorgeheizten Backofen etwa 60 Minuten backen.

Sonnenblumen-Dinkel-Brot mit Backpulver

einfach | 1 Brot

ZUTATEN

250 g Dinkelmehl, Typ 630 | 500 g Dinkelmehl, Typ 1050 | ½ TL Salz | ¾ l lauwarmes Wasser | 2 Tütchen Weinstein-Backpulver | 1 TL Brotgewürzmischung | 250 g Sonnenblumenkerne | Kokosöl zum Einpinseln der Backform

ZUBEREITUNG

1 Zunächst alle trockenen Zutaten miteinander vermischen.
2 Anschließend das lauwarme Wasser hinzugeben und alles miteinander verkneten.
3 Die Kastenform mit dem Kokosöl einpinseln und den Teig hineingeben.
4 Die Oberfläche des Teiges noch mit etwas lauwarmem Wasser einpinseln, damit die Kruste schön knusprig wird.
5 Im vorgeheizten Ofen bei 200°C etwa 45 Minuten backen.
6 Damit das Brot aber nicht zu dunkel wird, schieben Sie es zunächst auf die mittlere Schiene und nach ca. 30 Minuten kommt es dann für die restlichen 15 Minuten auf die unterste Schiene im Backofen.

Kleiner Tipp: Wenn Sie zu viel Teig haben, der nicht komplett in Ihre Backform passt, füllen Sie den Rest des Teiges in kleine Muffin-Förmchen, sodass Sie gleichzeitig auch noch ein paar leckere Brötchen aus der Teigmasse formen können.

Die Brötchen sind bereits nach ca. 25 Minuten Backzeit fertig und müssen aus dem Ofen geholt werden.

Knuspriges basisches Brot

einfach, leicht zeitaufwändig I 1 Brot

Zutaten

150 g angekeimte, glutenfreie Haferflocken | 120 g (in der Nacht eingeweichte) Sonnenblumenkerne | 150 g Dinkelkeimmehl (basisch) | 30 ml Wasser | 2 EL Chiasamen | 3 EL Olivenöl | 150 ml Wasser | 1 Messerspitze Zwiebelpulver | ca. ½ TL Fenchelsamen | 1 TL Salz | 1 Messerspitze Knoblauchpulver | 1 Messerspitze Kreuzkümmelpulver | 3 TL Flohsamenschalenpulver

Zubereitung

1. 30 ml Wasser mit den fein gemahlenen Chiasamen in einer Schüssel etwa 15 bis 20 Minuten quellen lassen.
2. Backofen auf 190°C (Umluft) vorheizen.
3. Die feingemahlenen, glutenfreien Haferflocken in eine Schüssel geben.
4. Die über Nacht eingeweichten Sonnenblumenkerne über ein Sieb gründlich abspülen. 3 bis 4 EL davon zur Seite stellen. Die restlichen Haferflocken mit in die Schüssel geben.
5. Alle weiteren Zutaten (außer Chiasamen und Flohsamenschalenpulver) hinzufügen und gründlich miteinander vermengen bzw. kneten.
6. Zuletzt die Chiasamen und das Flohsamenschalenpulver unter den Teig heben.
7. Eine kleine Kastenform (20 cm lang) mit Backpapier auskleiden; den Teig hineingeben und gleichmäßig verteilen.
8. Die zurückgestellten Sonnenblumenkerne auf die Oberfläche streuen und etwas in den Teig drücken.
9. Das Brot zum Backen in den Backofen stellen.
10. Nach 25 Minuten Backzeit die Temperatur auf 160°C herunterdrehen und weitere 20 Minuten backen.
11. Anschließend das Brot auf ein Kuchengitter stürzen; Backpapier entfernen und vollständig auskühlen lassen, bevor das Brot angeschnitten wird.

Basische Sonntagsbrötchen

einfach I 6 Brötchen

Zutaten

100 g mehlig kochende Kartoffeln | 100 g Süßkartoffeln | 50 g Leinsamenmehl | 50 g Erdmandelmehl | 100 g Kastanienmehl | ½ TL Natron | ½ TL Flohsamenschalenpulver | 1 TL Salz | 1 TL Johannisbrotkernmehl | 100 ml Mandeldrink | zum Bestreuen etwas Schwarzkümmelsamen

Zubereitung

1 Beide Kartoffelsorten fein reiben.
2 Backofen vorheizen (220°C Ober-/Unterhitze).
3 Backblech mit Backpapier auslegen.
4 Erdmandel-, Leinsamen- und Kastanienmehl mit dem Natron, Salz, Johannisbrotkernmehl und Flohsamenschalenpulver in eine Schüssel geben und miteinander vermengen.
5 Die Zutaten mit der Mandelmilch verrühren und die fein geriebenen Kartoffeln vorsichtig unterheben.
6 Leicht verrühren. Der Teig muss dabei aber locker bleiben.
7 Mit angefeuchteten Händen aus der Masse kleine Brötchen formen und in Schwarzkümmelsamen leicht wälzen.
8 Die Brötchen in den Backofen schieben und 15 bis 20 Minuten backen.

Säfte

Multivitaminsaft

einfach I 2 Portionen

ZUTATEN

3 Orangen | 1 Apfel | 2 Möhren | 1 kleines Stück Ingwer (ca. 3 cm)

ZUBEREITUNG

1 Orange schälen und entkernen.
2 Apfel waschen, vierteln und entkernen.
3 Karotten sowie Ingwer schälen und beides in kleine Stücke schneiden.
4 Alle Zutaten in den Entsafter geben.

Basischer Möhrensaft

einfach I 2 Portionen

ZUTATEN

6 Möhren | 2 mittelgroße Gurken | 2 grüne Paprika | 4 Tomaten | 2 mittelgroße Rote Bete

ZUBEREITUNG

1 Das Gemüse gründlich waschen und in mittelgroße Stücke schneiden.
2 Alles in einen Entsafter geben.

Möhren-Kohlrabi-Saft

einfach | 2 Portionen

ZUTATEN

4 Kohlrabi | 6 große Möhren | 2 EL Sonnenblumenkerne | 4 EL Sesamsaat | 2 EL Leinöl | 2 EL gekeimte Hirse

ZUBEREITUNG

1 Möhren und Kohlrabi mit der Gemüsebürste unter fließendem Wasser gründlich abbürsten.
2 Mit einem Messer in mittelgroße Würfel schneiden.
3 Samen und Gemüsewürfel in den Entsafter geben.
4 Jeweils einen EL Leinöl unterrühren.
5 Die gekeimte Hirse als Topping auf den Saft geben.

Morgendlicher Frische-Kick

einfach | 2 Portionen

ZUTATEN

4 mittelgroße Bio-Möhren | Saft einer Zitrone | 6 Äpfel | 2 TL Mandelöl | 1 Schälchen Kresse

ZUBEREITUNG

1 Äpfel gründlich waschen, entkernen und in Schnitze schneiden.
2 Karotten mit der Gemüsebürste unter fließendem Wasser gründlich abbürsten und in Stücke schneiden.
3 Apfelschnitze, Karottenstücke und Zitronensaft in den Entsafter geben.
4 Unter den frischgepressten Saft das Mandelöl rühren und die Kresse als Topping auf dem Saft verteilen.

Grüner Spinat-Power-Saft

einfach I 2 Portionen

ZUTATEN

400 g Spinat | 8 Stangen Sellerie | 2 Bund Petersilie | 2 Äpfel | 20 g Ingwer | 2 Zitronen

ZUBEREITUNG

1 Spinat, Sellerie, Petersilie und Äpfel waschen.
2 Äpfel entkernen.
3 Ingwer schälen.
4 Bei Bedarf in mittelgroße Stücke schneiden.
5 Zitronen halbieren und auspressen.
6 Alles zusammen in den Entsafter geben.

Grünkohl-Kurkuma-Orangensaft

einfach I 2 Portionen

ZUTATEN

8 Stangen Sellerie | 12 Blatt Grünkohl | 4 Orangen | 4 Möhren | 20 g Kurkuma

ZUBEREITUNG

1 Sellerie, Grünkohl und Möhren gründlich waschen.
2 Orangen schälen und Kerne entfernen.
3 Kurkuma schälen.
4 Zutaten eventuell in Stücke schneiden, so dass sie in den Entsafter passen.
5 Alle Zutaten in den Entsafter geben.

Erfrischender Sellerie-Minze-Saft

einfach | 2 Portionen

ZUTATEN

2 Römersalate (oder andere Blattsalate nach Wahl) | 10 Stangen Sellerie | 4 Limetten | 2 Gurken | 1 Bund frische Minze

ZUBEREITUNG

1 Salate, Sellerie und Gurken gründlich waschen.
2 Gurken und Sellerie in mittelgroße Stücke schneiden.
3 Limetten halbieren und den Saft auspressen.
4 Im Entsafter zu einem Saft pressen lassen.

Frischer Rote-Bete-Mangold-Saft

einfach | 2 Portionen

ZUTATEN

2 Knollen Rote Bete | 2 Gurken | 12 Blatt Mangold | 4 Limetten | 1 Bund Petersilie

ZUBEREITUNG

1 Alle Zutaten waschen und ggf. schälen.
2 Bei Bedarf die Zutaten klein schneiden.
3 Obst und Gemüse mithilfe eines Entsafters entsaften.

Beeren-Power-Traum

einfach I 2 Portionen

ZUTATEN

300 g Erdbeeren | 300 g Brombeeren | 300 g Cranberries | 4 Bio-Limetten | 2 Bio-Fenchel | 1 cm Kurkuma | 1 Messerspitze Pfeffer

ZUBEREITUNG

1. Erdbeeren, Cranberries und Brombeeren vorsichtig waschen und trocknen.
2. Fenchel gründlich abwaschen und in Stücke schneiden.
3. Limetten und Kurkuma abwaschen.
4. Alle Zutaten abwechselnd in den Entsafter geben.
5. Pfeffer in den frischgepressten Saft einrühren und genießen.

Purer Sauerkraut-Saft

einfach I 2 Portionen

ZUTATEN

300 g Sauerkraut in roher Form

ZUBEREITUNG

1. Sauerkraut nach und nach in einen Entsafter geben.
2. Mit dem Stopfer in das Presswerk drücken.
3. Wenn kein Saft mehr austritt, ist der Sauerkrautsaft fertig.

Grüne Smoothies

Verwenden Sie NIEMALS das Kraut von Nachtschattengewächsen (Tomaten, Kartoffeln, Auberginen etc.), denn diese enthalten Solanin, das giftig ist. Bei Nachtschattengewächsen dürfen lediglich die ausgereiften Früchte / Knollen verzehrt beziehungsweise verarbeitet werden!

Rucola-Smoothie

einfach I 1 Portion

ZUTATEN

1 voll ausgereifte Banane | ca. 3 Handvoll Rucola | Saft von einer Zitrone | 3 EL Erdmandelflocken | ca. 200 ml Wasser

ZUBEREITUNG

1. Banane schälen und in Stückchen in den Standmixer geben.
2. Rucola gut waschen und nach dem Abtropfen ebenso in den Standmixer geben.
3. Wasser, Zitronensaft und die Erdmandelflocken hinzufügen.
4. Alle Zutaten auf höchster Stufe zerkleinern, sodass eine breiige, dickflüssige Masse entsteht.
5. Falls die Masse zu dick wird, mit etwas Wasser strecken.

Grüner Spinat-Bananen-Smoothie

einfach I 1 Portion

ZUTATEN

1 ausgereifte Banane | 20 g Spinat | 350 ml Wasser | 1 EL Mandelmus | 1 EL ausgepresster ZItronensaft

ZUBEREITUNG

1 Spinat säubern und waschen; etwas abtrocknen lassen.

2 Alle Zutaten in den Standmixer geben.

3 Anschließend auf höchster Stufe pürieren.

4 Bei Bedarf noch ein wenig Wasser hinzugeben, wenn der Spinat zu fest ist.

Grüner Power-Smoothie

einfach I 1 Portion

ZUTATEN

2 Datteln | 5 Walnusskerne | ½ ausgereifte Banane | 1 Pfirsich | 20 g Chicorée | 50 g Blattsalat | 100 bis 200 ml Wasser (je nach gewünschter Konsistenz)

ZUBEREITUNG

1 Früchte waschen, entkernen, grob zerkleinern und alles zusammen in den Standmixer geben.

2 Auf der höchsten Stufe mixen. Währenddessen langsam das Wasser hinzugegeben, bis eine cremige Smoothie-Masse vorhanden ist.

Grüner Smoothie mit Wildkräutern

einfach I 2 Portionen

ZUTATEN

6 Löwenzahnblätter | 2 Handvoll Brennnesselblätter | 2 Handvoll Giersch | Blätter von 6 Stängeln Minze | Blätter von 6 Zweigen Zitronenmelisse | 2 mittelgroße Birnen | 2 getrocknete Feigen ohne Kern | 300 g Ananas (alternativ TK-Ananas) | Saft von 2 Zitronen | Saft von 1 Apfelsine / Orange | etwa 650 bis 700 ml Wasser | 2 TL Kokosöl

ZUBEREITUNG

1 Alle Kräuter nach dem Waschen und Abzupfen in den Standmixer geben.

2 Saft von Zitronen sowie Orange auspressen und ebenso hinzufügen.

3 Birnen waschen und etwas zerkleinern, mit den getrockneten Feigen und den Ananasstückchen zu den anderen Zutaten geben.

4 Kokosöl und Wasser hinzufügen und alles auf höchster Stufe so lange mixen, bis alles gut zerkleinert ist und eine breiige Masse entsteht.

5 Wenn der Smoothie zu fest ist, mit etwas Wasser strecken.

Köstlicher Spinat-Smoothie

einfach I 2 Portionen

ZUTATEN

60 g frischer, junger Blattspinat | 1 EL Leinöl | ½ TL Vanillemark als Pulver | ½ TL Kurkuma | ¼ TL Zimt | 2 EL weißes Mandelmus | 1 TL Gerstengraspulver | 250 ml gekühltes Kokoswasser | 6 gefrorene Bananenstückchen | 1 Messerspitze schwarzer Pfeffer

ZUBEREITUNG

1. Alle Zutaten in den Standmixer geben und solange mixen, bis eine feine, cremige Masse entsteht.
2. Anschließend auf 2 Gläser aufteilen.

Apfel-Banane-Smoothie

einfach I 1 Portion

ZUTATEN

½ Bio-Zitrone | 6 entsteinte Datteln | 2 mittelgroße Äpfel mit Schale | 1 normal große Banane | 300 g Spinat | Wasser | 1 EL Zedernussmus

ZUBEREITUNG

1. Äpfel waschen, vierteln und das Kerngehäuse entfernen.
2. Bio Zitrone teilen. Sie kann samt Schale für den Smoothie verwendet werden, sofern es sich um eine Bio Zitrone handelt. Ansonsten abpellen und das Fruchtfleisch verwenden.
3. Datteln etwas zerkleinern.
4. Anschließend alle Zutaten in einen leistungsstarken Standmixer geben und alles so lange auf höchster Stufe pürieren, bis eine sämige Masse vorhanden ist.
5. Falls der Smoothie zu dickflüssig sein sollte, mit etwas Wasser strecken.

Avocado-Birnen-Smoothie

einfach I 1 Portionen

ZUTATEN

½ Birne | ¼ Avocado | 50 g TK-Spinat | 1 TL Chiasamen | 240 ml Mandeldrink | 120 ml Kokoswasser

ZUBEREITUNG

1. Früchte waschen, Birne und Avocado entkernen, etwas zerkleinern und das Fruchtfleisch in den Standmixer geben.
2. Anschließend Chiasamen und die Flüssigkeiten hinzufügen und alles auf höchster Stufe zerkleinern.

Fit-in-den-Tag-Smoothie

einfach I 1 Portionen

ZUTATEN

1 Banane | 15 g Radieschenblätter | 1 TL Leinöl | 1 TL frisch gepresster Limettensaft | 100 ml naturtrüber Apfelsaft | 100 ml Wasser

ZUBEREITUNG

1. Die Radieschenblätter gründlich waschen und trocken tupfen.
2. Apfel- und Limettensaft, Leinöl, Bananenstückchen sowie Wasser in den Standmixer geben.
3. Anschließend die zerkleinerten Radieschenblätter hinzugeben und so lange mixen, bis eine glatte, cremige Smoothie-Masse entsteht.

Smoothies mit Früchten

Experten-Tipp: Die nachfolgenden Rezepte sollten nur hin und wieder den Weg auf Ihren Speiseplan finden, denn Obst und Beeren haben immer viel Fruchtzucker. Auch wenn sie lecker sind – wählen Sie süße Smoothies immer mit Bedacht!

So schneiden Sie eine Ananas richtig, damit kein Fruchtfleisch verloren geht:

- ✓ Entfernen Sie die Blüte beziehungsweise drehen Sie sie heraus. Anschließend vierteln Sie die Frucht mit einem scharfen Messer.
- ✓ Für den Frischverzehr schneiden Sie nun noch den Kern heraus; für den Smoothie bleibt der Kern erhalten.
- ✓ Pro Viertel schneiden Sie nun zwei- bis dreimal längs im Abstand von circa 2 cm mit leichtem Druck in das Fruchtfleisch bis unten auf die Schale. Durchschneiden Sie die Schale dabei aber nicht!
- ✓ Anschließend schneiden Sie noch quer Scheiben (ebenso bis unten, auf die Schale), sodass Würfel entstehen (auch hier die Schale nicht durchschneiden!).
- ✓ Nun nehmen Sie ein scharfes, gezacktes Messer (das Messer sollte wirklich scharf sein) und führen es leicht schräg direkt über der Schale in das Fruchtfleisch bis etwa zur Mitte ein und schneiden nun rund herum. Während Sie immer an der Schale entlang gleiten, fällt nach und nach das gesamte Fruchtfleisch aus der Schale der Ananas.

Wenn Sie so vorgehen, bleibt letztendlich wirklich nur die Schale über, ohne dass zu viel Fruchtfleisch verloren geht und im Müll landet.

Mango schneiden – manchmal eine kleine Herausforderung

Bei Mangos ist es nicht so leicht, so viel Fruchtfleisch wie möglich vom Kern zu bekommen, da diese Früchte einen stattlichen Kern besitzen.

Waschen Sie die Mango gründlich und schälen Sie sie dann (am besten mit einem Sparschäler, das geht recht gut). Anschließend schneiden Sie fingerdicke Scheiben aus dem Fruchtfleisch, bis Ihnen der Kern im Weg ist. Schneiden

Sie danach rundherum alles an Fruchtfleisch ab, sodass zum Schluss nur noch der Kern übrig bleibt.

Für den Smoothie ist es egal, wie die Stückchen aussehen, die in den Standmixer kommen. Schneiden Sie daher so viel Fruchtfleisch ab wie eben möglich, sodass zum Schluss nur noch der nackte Kern übrig bleibt. Falls die Mango-Stückchen jedoch für die Dekoration Ihrer Speisen gedacht sind, sollten Sie die Scheiben natürlich so schneiden, dass sie am Ende ästhetisch aussehen.

Erdbeer-Basilikum-Smoothie

einfach I 2 Portionen

ZUTATEN

500 g gesäuberte und gewaschene Erdbeeren | 1 Stängel Basilikum | 250 g fettarmer Joghurt

ZUBEREITUNG

1 Die gereinigten und gesäuberten Erdbeeren mit dem Standmixer oder einem Pürierstab zerkleinern.

2 Anschließend den Joghurt hinzufügen.

3 Die Basilikumblättchen abzupfen und zerkleinern und zum Smoothie dazugeben.

Tropical Smoothie mit Mango und Ananas

einfach I 1 Portion

Zutaten

ca. 150 g Mango (alternativ TK-Ware) | ca. 100 g frische Ananas (alternativ TK-Ware) | ca. ½ Banane (oder eine ganze Banane, wenn sie sehr klein sein sollte) | 125 ml Kokoswasser

Zubereitung

1 Alle Zutaten in den Standmixer geben und gut pürieren. Schon ist dieses köstliche Frühstück fertig!

Beim Smoothie wird der Strunk von der Ananas mit verwendet – bei Frischverzehr entfernt man ihn.

Tipp: Frieren Sie Mango und Annans zusammen in der jeweils erforderlichen Menge auf Vorrat ein, sodass Sie jederzeit die benötigte Menge nur noch aus dem Tiefkühler herausholen und auftauen müssen. Beide Obstsorten lassen sich wunderbar zusammen oder auch einzeln einfrieren.

An heißen Sommertagen ist dieser Smoothie köstlich und erfrischend zugleich, wenn Sie die noch halb gefrorenen Früchte zum Smoothie verarbeiten.

Bei Ananas ist es empfehlenswert, immer nur Früchte mit der Benennung „extra Sweet“ oder „Sweet“ zu verwenden, da diese in der Regel immer süß sind.

Mango-Süßkartoffel-Smoothie

Einfach, aber zeitaufwendig I 2 Portionen

ZUTATEN

½ Mango | 150 g Süßkartoffeln | 100 g Walnüsse | 1 Limette | etwas Zimtpulver

ZUBEREITUNG

1 Die Süßkartoffeln in Alufolie einpacken und im vorgeheizten Backofen bei 180°C etwa 60 bis 80 Minuten garen.

2 Anschließend das Fruchtfleisch der Süßkartoffel herauslöffeln und 150 g davon abwiegen.

3 Die Walnüsse mit 225 ml Wasser fein pürieren und danach durch ein feines Sieb passieren.

4 Die Mango schälen, Fruchtfleisch klein schneiden. Die Limette halbieren und den Saft auspressen.

5 Anschließend alles vermischen und nochmals fein pürieren.

6 Zum Schluss mit etwas Zimtpulver abschmecken und den Smoothie auf 2 Gläser verteilen.

Sommerlicher Smoothie mit Beeren

einfach I 2 Portionen

ZUTATEN

insgesamt 80 g Beerenfrüchte (Brombeeren, Himbeeren, Johannisbeeren etc.) | Agavendicksaft nach Geschmack | 1 TL Zitronensaft | 80 ml Traubensaft

ZUBEREITUNG

1 Alle Zutaten in den Standmixer geben und so lange pürieren, bis die Masse sämig ist.

Spinat-Banane-Orangen-Smoothie

einfach I 1 Portion

ZUTATEN

1 Apfelsine / Orange | 20 g Blattspinat | 100 ml Wasser | 1 Banane | 100 g Blaubeeren / Heidelbeeren

ZUBEREITUNG

1 Obst schälen und klein schneiden.
2 Wasser und gewaschenen Spinat in den Standmixer geben.
3 Anschließend die restlichen Zutaten hinzufügen.
4 So lange mixen, bis eine breiige Konsistenz entsteht.
5 Ggf. mit etwas Wasser verdünnen, wenn der Smoothie zu dickflüssig ist.

Erfrischender Melonen-Smoothie

einfach I 2 Portionen

ZUTATEN

500 g Fruchtfleisch der Wassermelone | Saft einer Limette | 250 ml naturtrüber Apfelsaft | nach Belieben 2 bis 3 EL Ahornsirup

ZUBEREITUNG

1 Gefrorene Melonenstückchen, Limetten- und Apfelsaft sowie den Ahornsirup in den Standmixer geben und alles schön sämig pürieren.

Am besten schmeckt dieser Smoothie, wenn Sie das Fruchtfleisch der in Stückchen geschnittenen Wassermelone einen Tag vorher einfrieren (nicht zu lange einfrieren, damit nicht so viele Nährstoffe verloren gehen).

Kokos-Erdbeer-Traum

einfach I 2 Portionen

ZUTATEN

120 g sonnengereifte Erdbeeren | 150 ml Ananassaft | ½ Banane | 50 ml Kokosmilch | 1 TL Vanillepaste

ZUBEREITUNG

1 Die verlesenen Erdbeeren und Bananenstückchen mit den restlichen Zutaten in den Standmixer geben und so lange pürieren, bis der Smoothie schön sämig ist.

Kiwi-Bananen-Smoothie

einfach I 2 Portionen

ZUTATEN

1 mittelgroße Banane | 1 TL Honig | ½ l frisch gepresster Orangensaft | 1 Kiwi

ZUBEREITUNG

1 Banane sowie Kiwi schälen und jeweils in große Stücke schneiden.

2 Alle Zutaten in den Standmixer geben und so lange pürieren, bis eine cremige Smoothie-Masse vorhanden ist.

Tees

Ingwer-Tee

einfach I 2 Portionen

ZUTATEN

1,5 l Wasser | 5 Scheiben Ingwer, klein geschnitten | ½ Bio-Zitrone (in Scheiben geschnitten) | 2 Beutel Hagebuttentee | Honig zum Süßen

ZUBEREITUNG

1. Wasser zunächst aufkochen und an die Seite stellen.
2. Zitronen- und Ingwerscheiben sowie die beiden Teebeutel ins heiße Wasser geben.
3. Zitrone entfernen, sobald das Fruchtfleisch der Zitrone zerfällt.
4. Nach etwa 6 bis 7 Minuten die Teebeutel entfernen.
5. Je nach Geschmack den Ingwer noch etwas ziehen lassen, dann ebenso entfernen.
6. Mit Honig je nach Geschmack süßen und heiß genießen.

Orangentee mit Ingwer

einfach I 2 Portionen

ZUTATEN

1 Apfelsine / Orange | Ingwer nach Geschmack | Saft von ½ Zitrone | 1 EL Honig

ZUBEREITUNG

1 Ingwer schälen und fein reiben.
2 Zitrone und Apfelsine / Orange auspressen.
3 Alles zusammen in ein hitzebeständiges Gefäß geben.
4 Mit 1 bis 1,5 l kochendem Wasser übergießen.
5 Etwa 5 Minuten ziehen lassen.
6 Je nach Vorliebe mit Honig süßen.

Apfel-Eistee mit Pfefferminz

einfach I 1 Portion

ZUTATEN

1,5 l Pfefferminztee (entweder aus Teebeuteln gekocht oder frisch aus Minzblättern zubereitet) | 500 ml klarer Apfelsaft | auf Wunsch zum Süßen etwas Ahornsirup

ZUBEREITUNG

1 Frisch aufgebrühten Pfefferminztee abkühlen lassen und mit dem Apfelsaft vermischen.

Tipp: Nehmen Sie etwas weniger Wasser beim Zubereiten des Tees und füllen Sie ihn später, wenn er abgekühlt ist, mit ein paar Eiswürfeln auf, sodass er richtig schön kalt getrunken werden kann.

Limetten-Ingwer-Tee

einfach I 1 Portion

ZUTATEN

1 l Wasser | 2 Limetten | 1 EL Honig | 2 etwa daumengroße Ingwerstückchen

ZUBEREITUNG

1. Ingwer schälen und direkt in die Teekanne reiben.
2. Limetten auspressen und ebenso in die Kanne geben.
3. Anschließend mit kochendem Wasser übergießen.
4. Mit Honig abschmecken.

Melisse-Pfefferminz-Tee

einfach I 2 Portionen

ZUTATEN

1½ l heißes, nicht kochendes Wasser | 2 bis 3 Stängel frische Pfefferminze | 4 bis 5 Stängel frische Zitronenmelisse | nach Belieben zum Süßen etwas Ahornsirup

ZUBEREITUNG

1. Die Minze sowie die Zitronenmelisse samt Stängel in eine Teekanne geben.
2. Ahornsirup nach Bedarf hinzugeben.
3. Mit heißem Wasser aufgießen.
4. Etwa 20 Minuten ziehen lassen – je nach gewünschter Intensivität des Tees.
5. Ggf. die Stängel entfernen, falls Ihnen der Tee zu geschmacksintensiv wird.

Salbeitee

einfach I 2 Portionen

ZUTATEN

20 g frische Pfefferminzblätter | 20g frische Salbeiblätter | 20 g Zitronenmelisse | Je nach Vorliebe Honig zum Süßen

ZUBEREITUNG

1 Alle Blätter waschen und etwas zerkleinern.
2 Mit kochendem Wasser übergießen.
3 Zugedeckt etwa 5 Minuten ziehen lassen.
4 Ggf. mit Honig etwas Süßen.

Köstlicher Pfirsich-Eistee

einfach I 2 Portionen

ZUTATEN

10 g frische, junge Brennnesselblätter | 10 g frische Minzblätter | 5 Pfirsiche | 1,5 l Wasser

ZUBEREITUNG

1 Brennnessel- und Minzblätter mit kochendem Wasser übergießen.
2 Maximal 10 Minuten ziehen lassen.
3 Tee abkühlen lassen.
4 Die geschälten, geachtelten Pfirsichspalten dazugeben.
5 Am besten etwa 2 Stunden in den Kühlschrank stellen, damit der Tee richtig durchziehen kann.
6 Mit Eiswürfeln servieren.

Apfel-Limetten-Tee

einfach I 2 Portionen

ZUTATEN

1 l Wasser | 6 große Äpfel (nicht schälen) | Saft von 2 Limetten | 2 EL Honig oder Ahornsirup | 1 Messerspitze Zimt | 1 Prise Anis | ggf. ein wenig Fenchel

ZUBEREITUNG

1. Äpfel gründlich waschen; Blütenansätze und Kerngehäuse entfernen und in kleine Stückchen schneiden.
2. Mit Limettensaft begießen und ein wenig vermischen.
3. Wasser kochen und über die Apfelstückchen gießen.
4. Auf Wunsch mit Honig oder Ahornsirup süßen.
5. Mindestens 1 Stunde ziehen lassen.

Suppen

Leckere Rübchen-Suppe

einfach I 2 Portionen

ZUTATEN

400 g Steckrüben | 150 g Möhren / Karotten | 300 g mehlig kochende Kartoffeln | 80 g Staudensellerie | 600 ml Gemüsebrühe | 2 EL Olivenöl | 1 kleiner Bund frische Petersilie | 3 EL weißes Mandelmus | 6 Stängel Majoran | Salz | Pfeffer aus der Mühle

ZUBEREITUNG

1 Steckrüben schälen, waschen und würfeln.
2 Möhren schälen und anschließend würfeln.
3 Kartoffeln ebenso schälen, abwaschen und würfeln.
4 Staudensellerie säubern und klein hacken.
5 Petersilie waschen und ein wenig trocken schwenken; dann hacken.
6 Majoran waschen, Blättchen abzupfen und ebenso ein wenig hacken.
7 Öl im Kochtopf erhitzen, Sellerie und Petersilie andünsten und das restliche Gemüse anschließend dazugeben.
8 Mandelmus einrühren und mit der Gemüsebrühe auffüllen.
9 Etwa 20 Minuten bei reduzierter Hitze leicht köcheln lassen.
10 Umfüllen in einen Standmixer oder mit einem Stabmixer direkt im Kochtopf pürieren.
11 Abschmecken mit Salz und Pfeffer.
12 Zum Schluss mit Majoran bestreuen.

Feine Kohlrabi-Kartoffel-Suppe

einfach | 2 Portionen

ZUTATEN

100 g Kartoffeln (mehlig kochend) | 200 g geschälter Kohlrabi | 1 Knoblauchzehe | 2 Stangen Staudensellerie | 1 EL Olivenöl | ½ Bund Petersilie | etwa 400 ml Gemüsebrühe | 100 ml Mandelmilch | Muskatnuss | Salz | Pfeffer

ZUBEREITUNG

1 Kartoffeln, Kohlrabi, Staudensellerie und Knoblauch waschen, schälen und würfeln.

2 Das Öl in einem Kochtopf erhitzen und alles bei mittlerer Hitze etwa 5 Minuten dünsten.

3 Mit Brühe ablöschen, Hitze herunterdrehen und im geschlossenen Topf etwa 30 Minuten leicht köcheln lassen.

4 Zwischenzeitlich die Petersilie gründlich säubern und ein wenig trocken schwenken.

5 Wenn alles gar ist, Petersilie hinzugeben und mit einem Pürierstab pürieren, sodass eine cremige Masse entsteht. Danach die Mandelmilch hinzufügen und mit Muskat, Salz und Pfeffer das Süppchen abschmecken.

Lauchcremesuppe

einfach I 2 Portionen

ZUTATEN

165 g Lauch | 75 g Knollensellerie | 3 TL Olivenöl | 65 g mehlig kochende Kartoffeln | 500 ml Gemüsebrühe | 1 kleines Lorbeerblatt | ½ Knoblauchzehe | 1 Messerspitze geriebene Muskatnuss | Salz | 1 EL Tamari | 3 TL weißes Mandelmus | ½ TL Senf | Pfeffer aus der Mühle | 3 TL Edelhefeflocken

ZUBEREITUNG

1 Das Lauchgrün in insgesamt ca. 20 g feine Streifen schneiden, gründlich waschen und an die Seite legen.

2 Restlichen Lauch ebenso in Ringe schneiden, gut waschen und abtropfen lassen.

3 Sellerie sowie Kartoffeln schälen und anschließend in kleine Würfel schneiden.

4 Knoblauch etwas hacken

5 2 TL Olivenöl erhitzen, Selleriewürfel und Lauchringe etwa 3 bis 4 Minuten anbraten.

6 Gehackten Knoblauch und Kartoffeln dazugeben und mit der Gemüsebrühe ablöschen.

7 Aufkochen lassen. Lorbeerblatt, geriebene Muskatnuss sowie Salz und Pfeffer dazugeben und bei heruntergedrehter Temperatur etwa 20 Minuten leicht köcheln lassen, bis alles weich ist.

8 In der Zwischenzeit 1 TL Olivenöl in einer kleinen Pfanne erhitzen; die grünen Lauchringe ca. 5 Minuten darin dünsten und erneut an die Seite stellen.

9 Wenn die Suppe gar ist, das Lorbeerblatt entfernen und die Suppe in einem Standmixer pürieren; danach kommt sie zurück in den Kochtopf.

10 Jetzt Tamari, Senf, Edelhefeflocken und weißes Mandelmus hinzugeben und alles gut verrühren.

11 Mit Salz und Pfeffer abschmecken.

12 Auf zwei Suppenteller oder Suppentassen verteilen und mit den grünen Lauchstreifen garnieren.

Cremiges Möhrensüppchen

einfach I 2 Portionen

ZUTATEN

350 g Möhren / Karotten | 2 EL Olivenöl | 1 TL Currypulver | ½ gehäufter TL Kreuzkümmelpulver | 60 g rote Zwiebel | 800 ml Gemüsebrühe | 1 entsteinte Dattel | Saft von ½ Bio-Orange | zusätzlich 1 gestrichener TL Abrieb von der Orangenschale | 1 EL Tamari | Salz | Pfeffer aus der Mühle | 2 EL fettfrei geröstete Mandelblättchen | etwa 2 EL gehackte, frische Petersilie

ZUBEREITUNG

1 Möhren / Karotten schälen und in fingerdicke Stücke schneiden.
2 Zwiebel schälen und grob würfeln.
3 Öl in einem Topf erhitzen, die Möhren- bzw. Karottenstückchen und die Zwiebeln ca. 4 Minuten darin dünsten.
4 Mit Kreuzkümmel- sowie Currypulver würzen und mit der Gemüsebrühe ablöschen.
5 Das Ganze einmal aufkochen lassen; mit Salz und Pfeffer würzen und anschließend bei reduzierter Hitze etwa 15 Minuten weiter kochen lassen.
6 Dattel anschließend dazugeben und die Suppe in einen Standmixer umfüllen.
7 Ein wenig abdampfen lassen und dann die Suppe pürieren.
8 Das Möhrensüppchen wieder in den Kochtopf geben; Tamari, Mandelmus, ausgepressten Orangensaft und den Abrieb einrühren.
9 Mit Salz und Pfeffer abschmecken.
10 Mit der gehackten Petersilie und den gerösteten Mandelblättchen bestreuen.

Mandelmus-Erdapfel-Suppe

einfach I 2 Portionen

ZUTATEN

500 g Kartoffeln | 250 g Möhren / Karotten | 2 EL Erdnussöl | 40 g Schalotten | 1 TL gehackter Thymian | 1 TL gehackter Majoran | 1 l Gemüsebrühe | 2 EL weißes Mandelmus | ½ TL Salz | frisch gemahlener Pfeffer | etwa ½ Bund frische, gehackte Petersilie

ZUBEREITUNG

1. Kartoffeln waschen, schälen und würfeln.
2. Möhren / Karotten schälen, halbieren und in dünne Scheiben schneiden.
3. Schalotten schälen und in kleine Würfel schneiden.
4. Erdnussöl auf schwacher Hitze erwärmen und die Schalotten- und Knoblauchwürfel darin glasig werden lassen.
5. Dann Möhren- bzw. Karottenwürfel sowie Kartoffelwürfel kurz mit andünsten.
6. Thymian und Majoran dazugeben und mit der Gemüsebrühe auffüllen.
7. Ca. 20 Minuten leicht köcheln lassen.
8. Etwa ¼ der Suppe herausnehmen und zur Seite stellen.
9. In die restliche Suppe das Mandelmus einrühren und alles mit einem Stabmixer (alternativ im Standmixer) pürieren.
10. Das zuvor entnommene Gemüse wieder hinzufügen und noch einmal kurz erwärmen.
11. Mit Salz sowie frisch gemahlenem Pfeffer abschmecken und mit der Petersilie bestreuen.

Scharfes Schoten-Süppchen

einfach | 2 Portionen

Zutaten

120 g festkochende Kartoffeln | 450 g rote Paprikaschoten | 120 g rote Zwiebeln | 3 EL Olivenöl | 1 große Knoblauchzehe | ½ bis 1 TL Chiliflocken | 2 TL edelsüßes Paprikapulver | 1 TL geräuchertes Paprikapulver | 3 EL Tamari (davon die Hälfte mit gleichem Anteil Wasser vermischen) | 600 ml Gemüsebrühe | Salz | frisch gemahlener Pfeffer | 2 TL Rosmarin (nur die Nadeln) | 120 ml Mandelsahne

Zubereitung

1 Kartoffeln waschen, schälen und in kleine Würfel schneiden.

2 Paprika waschen, entkernen und ca. 50 g davon in sehr kleine Würfel schneiden; der Rest wird grob zerkleinert.

3 Zwiebeln schälen und grob würfeln.

4 2 EL Olivenöl erhitzen und mit den Zwiebeln und Paprikastücken etwas anbraten.

5 Knoblauch hinzufügen, mit edelsüßem und geräuchertem Paprika sowie Chiliflocken bestreuen.

6 Mit Tamari ablöschen und mit der Gemüsebrühe auffüllen.

7 Einmal aufkochen lassen, Hitze dann reduzieren.

8 Mit frisch gemahlenem Pfeffer und Salz würzen und das Ganze etwa 12 bis 15 Minuten leicht kochen lassen.

9 Die Hälfte der Rosmarinnadeln in die Suppe geben und alles in einem leistungsstarkem Mixer pürieren.

10 Das Süppchen zurück in den Kochtopf geben und die Mandelsahne einrühren; erneut mit Salz und Pfeffer abschmecken.

11 1 EL Olivenöl in einer Pfanne erhitzen und die Kartoffelwürfel mit den Paprikawürfeln etwa 5 bis 7 Minuten braten.

12 Mit der Wasser-Tamari-Mischung ablöschen und dann die restlichen Rosmarinnadeln in die Suppe geben.

13 Die Flüssigkeit ein wenig verdampfen lassen und anschließend den Topf von der heißen Platte nehmen.

14 Auf zwei Suppenteller oder in zwei Suppentassen anrichten. Als Topping kommen die gebratenen Kartoffel- und Paprikawürfel, bestreut mit etwas gemahlenen Pfeffer, darüber.

Aromatische Gemüsesuppe

einfach I 2 Portionen

ZUTATEN

300 g mehlig kochende Kartoffeln | 100 g Zwiebeln | 180 g Möhren / Karotten | 50 g Stangensellerie | 600 ml Gemüsebrühe | 120 g Porree | 1½ TL scharfe Sojasoße (z.B. Tamari) | Salz | frisch gemahlener Pfeffer | ½ bis 1 Bund Petersilie | 3 EL Kokosöl

ZUBEREITUNG

1 Kartoffeln waschen, schälen und würfeln.
2 Zwiebeln abschälen und in kleine Würfel schneiden.
3 Möhren / Karotten schälen und auch in kleine Würfel schneiden.
4 Stangensellerie säubern, Fäden ziehen und in dünne Streifen schneiden.
5 Porree halbieren, gründlichst waschen und in dünne Ringe schneiden.
6 Petersilie waschen und klein hacken.
7 In einem Kochtopf das Kokosöl erhitzen und die Zwiebeln ein wenig andünsten.
8 Kartoffeln, Karotten / Möhren und den Sellerie dazugeben und bei ständigem Rühren ebenso anbraten.
9 Mit der Gemüsebrühe auffüllen und im geschlossenen Topf etwa 10 bis 15 Minuten garen lassen.
10 Anschließend den vorbereiteten Porree dazugeben und weitere 4 bis 5 Minuten köcheln lassen.
11 Topf von der Herdplatte nehmen und mit Salz, frisch gemahlenem Pfeffer und Tamari abschmecken.
12 Auf zwei Tellern angerichtet mit der gehackten Petersilie bestreuen.

Aromatische Blumenkohlcremesuppe

einfach | 2 Portionen

ZUTATEN

250 g Blumenkohl | 1 EL Erdnussöl | 1 rote Zwiebel | 500 ml Gemüsebrühe | 1 kleines Lorbeerblatt | Salz | frisch gemahlener Pfeffer | 1½ EL weißes Mandelmus | 1 Prise geriebene Muskatnuss | 1 Algenblatt | 1 EL Mandelstifte | 1 EL frische Petersilie

ZUBEREITUNG

1. Blumenkohl säubern und in Röschen schneiden.
2. Zwiebel schälen und würfeln.
3. Algenblatt ohne Fett rösten, halbieren und mittels einer Schere in feine Streifen schneiden.
4. Mandelstifte ebenso ohne Fett anrösten.
5. Petersilie waschen und klein hacken.
6. Erdnussöl in einem Topf erhitzen und die Zwiebeln anbraten.
7. Anschließend den Blumenkohl dazugeben und ungefähr 3 bis 4 Minuten mitbrutzeln lassen.
8. Gemüsebrühe dazugeben und einmal aufkochen lassen.
9. Lorbeerblatt, Salz und Pfeffer dazugeben und etwa 15 Minuten bei herabgeschalteter Temperatur leicht köcheln lassen.
10. Lorbeerblatt herausnehmen; im Standmixer oder mit einem Pürierstab alles fein pürieren und wieder in den Kochtopf geben.
11. Jetzt Mandelmus, Muskatnuss einrühren und noch einmal mit Salz und Pfeffer abschmecken.
12. Auf zwei Suppenteller anrichten; Algenstreifen sowie geröstete Mandelstifte mittig auf die Suppe geben und mit gehackter Petersilie bestreuen.

Salate

Spargelsalat

einfach | 2 Portionen

ZUTATEN

350 g weißer Spargel | 1 Apfelsine / Orange | 3 EL gehackte Walnüsse | 100 g junger, frischer Blattspinat | 1 Handvoll Kresse | 2 EL Balsamico-Essig (bianco) | 1 EL kaltgepresstes Olivenöl | 2 TL Dijon-Senf | 1 bis 2 EL Yaconsirup | Kristallsalz | Pfeffer aus der Mühe

ZUBEREITUNG

1 Orangen abschälen, filetieren und dabei den Saft auffangen.
2 Spargel sorgfältig schälen, untere Enden großzügig abschneiden und die Stangen etwas schräg in Scheiben schneiden.
3 Die gehackten Walnüsse ohne Fett leicht anrösten.
4 In einer Salatschüssel den Senf, Balsamico-Essig, 2 EL Orangensaft und 1 EL Olivenöl gut miteinander verrühren.
5 Mit Yaconsirup, Salz und Pfeffer abschmecken.
6 Spargelscheiben, Orangenfilets und Spinat dazugeben, ganz vorsichtig mit dem Dressing vermengen und nochmals mit Salz und Pfeffer abschmecken.
7 Zum Schluss die gerösteten Walnüsse und die Kresse als Topping auf den Salat geben.

Minze-Gurken-Salat

einfach | 2 Portionen

ZUTATEN

2 Bauerngurken oder alternativ 1½ Schlangengurke | 5 Stiele frische Minze | Saft von 1 Zitrone | 1 EL Öl | Salz und Pfeffer | ½ TL Ahornsirup

ZUBEREITUNG

1. Gurken gründlich waschen und in dünne Scheiben hobeln oder per Hand schneiden.
2. Minze ebenso gründlich waschen und in feine Streifen schneiden.
3. Zitrone auspressen.
4. Gurken, Minze, Öl, Zitronensaft und Ahornsirup in eine Schüssel geben und vermischen.
5. Anschließend mit Salz und Pfeffer abschmecken.

Möhren-Rohkost-Salat

einfach | 2 Portionen

ZUTATEN

200 g Möhren / Karotten | 1 mittelgroßer Apfel | 1 Zitrone | 1 Frühlingszwiebel | 2 EL Öl | Salz | Pfeffer | Zum Süßen etwas Honig oder Ahornsirup

ZUBEREITUNG

1. Möhren / Karotten sowie den Apfel schälen und fein hobeln.
2. Frühlingszwiebel in Scheiben schneiden.
3. Zitrone auspressen, den Saft und das Öl mit den vorhandenen Zutaten gut vermengen.
4. Mit Salz, Pfeffer und dem Süßungsmittel abschmecken und etwa 60 Minuten durchziehen lassen.

Rote Bete-Rohkostsalat

einfach I 2 Portionen

ZUTATEN

4 Knollen gekochte, mittelgroße Rote Bete | 1 bis 2 EL Olivenöl | 2 EL geriebener Meerrettich | ein wenig Salz

ZUBEREITUNG

1 Rote Bete in feine Streifen hobeln.
2 Mit Öl und dem geriebenen Meerrettich gut vermengen.
3 Mit Salz abschmecken.

Radieschen-Rucola-Feta-Salat

einfach I 2 Portionen

ZUTATEN

½ Bund Radieschen | ½ Bund Rucola | ½ rote Zwiebel | 65 g Fetakäse (alternativ schmeckt auch Schafskäse) | 1 TL Sonnenblumenkerne | 1 TL Kapern | Saft von ½ Zitrone | Olivenöl (alternativ Walnussöl) | Salz | Pfeffer

ZUBEREITUNG

1 Rucola waschen, ein wenig trocken schütteln, grobe Stängel entfernen und etwas kleinschneiden.
2 Radieschen gründlich säubern, Kraut und Wurzel abschneiden und die kleinen Knollen in dünne Scheiben schneiden.
3 Kapern etwas hacken.
4 Fetakäse in kleine Stückchen schneiden oder zerbröseln.
5 Alle Zutaten und die Sonnenblumenkerne in eine Salatschüssel geben.
6 Den Saft der ausgepressten Zitrone sowie das Öl miteinander vermengen und mit Salz und Pfeffer abschmecken.
7 Zusätzlich können Sie noch ein wenig Walnussöl dazugeben, sodass der nussige Geschmack des Rucola intensiver wird.
8 Direkt verzehren, nachdem das Dressing mit dem Salat vermischt wurde.

Warmer Kartoffelsalat

einfach I 2 Portionen

ZUTATEN

700 bis 800 g festkochende Kartoffeln | 2 TL gekörnte Gemüsebrühe | Saft von 1 Zitrone | 1 rote Zwiebel | 1 Messerspitze Pfeffer | 4 EL Olivenöl | 2 TL Hanfsamen | Kräuter nach Belieben

ZUBEREITUNG

1 Die Kartoffeln mit Schale kochen, abschrecken und pellen.
2 Kartoffeln in Scheiben schneiden, nachdem diese ein wenig ausgekühlt sind.
3 Die Gemüsebrühe in heißem Wasser auflösen und über die Kartoffeln gießen.
4 Zitronensaft, Öl und die Gewürze hinzufügen.
5 Zwiebel in kleine Würfel schneiden und ebenso in den Kartoffelsalat geben.
6 Etwas pfeffern und die Hanfsamen untermischen.
7 Alles gut miteinander vermengen. Wer mag, gibt noch frische, gehackte Kräuter als Topping darüber.

Basischer Rübli-Ingwer-Salat

einfach I 2 Portionen

ZUTATEN

450 g Karotten / Möhren | ca. 4 cm Ingwer | 100 ml Mandeldrink | 2 Limetten | Salz | Pfeffer

ZUBEREITUNG

1 Möhren / Karotten und Ingwer schälen und fein hobeln.
2 Limetten auspressen, dabei das Fruchtfleisch mit in den Salat geben.
3 Den Mandeldrink und alle anderen Zutaten miteinander vermengen und mit den Gewürzen abschmecken.

Weißkrautsalat

einfach | 2 Portionen

ZUTATEN

600 g Weißkohl | 1 große Zwiebel | 25 g Ingwer | 1 gehäufter TL Salz

ZUBEREITUNG

1. Weißkohl von den äußeren Blättern befreien und anschließend in feine Streifen schneiden.
2. Zwiebel schälen und in dünne Ringe schneiden.
3. Alles zusammen in eine große Schüssel geben und das Salz darüber streuen.
4. Kräftig durchmischen, pressen und stampfen – das geht am besten mit den Händen.
5. Ingwer schälen und in kleine Würfel schneiden oder auf einer Reibe reiben und unter den Salat mischen.
6. Salat etwas ziehen lassen, dann servieren.

Herzhaftes aus dem Backofen

Süßkartoffel aus dem Backofen mit Gemüse-Topping

einfach | 2 Portionen

ZUTATEN

2 Süßkartoffeln | 70 g Sonnenblumenkerne | 4 EL Rapsöl | 100 ml Haferdrink | 2 Möhren | 2 Frühlingszwiebeln | Salz | 1 TL Harissa-Paste | 2 EL Apfelessig | 1 TL Senf | Postelein

ZUBEREITUNG

1 Süßkartoffeln waschen, trockenreiben, halbieren und jeweils mit 1 TL Öl einreiben.

2 Backofen auf 200°C (Umluft 180°C) vorheizen.

3 Süßkartoffeln 45 bis 50 Minuten backen, bis sie leicht einstechbar sind.

4 60 g Sonnenblumenkerne im Haferdrink für 20 Minuten einweichen lassen.

5 Rotkohl putzen, reinigen, fein hobeln und mit wenig Salz bestreuen. Mit der Hand 5 Minuten kneten.

6 Möhren schälen, putzen und raspeln.

7 Frühlingszwiebeln waschen, putzen und in Ringe schneiden.

8 Harissa-Paste, übriges Öl und Apfelessig für das Dressing verrühren. Mit etwas Salz abschmecken.

9 In einem Stabmixer Sonnenblumenkerne für die Sauce mit dem Haferdrink, Senf und der Hälfte des Posteleins pürieren.

10 Fertige Süßkartoffeln aus dem Backofen nehmen, jeweils auf einen Teller geben und ggf. mit Salz abschmecken.

11 Möhrenraspeln, gehobelten Rotkohl und Frühlingszwiebeln auf die Kartoffeln geben.

12 Mit Soße und Dressing beträufeln, restliche Kerne und übriges Postelein darüber streuen.

Basische Backofen-Pommes mit Avocado-Dip

einfach I 2 Portionen

ZUTATEN

6 mittelgroße Kartoffeln | 2 EL Olivenöl | 1 Avocado | 1 Messerspitze Kräutersalz | 1 Messerspitze weißer Pfeffer | etwas ungesüßte Mandelmilch | 1 Zitrone | 1 Schale Gartenkresse

ZUBEREITUNG

1 Kartoffeln waschen, schälen und in Stifte schneiden.
2 Anschließend ca. 30 Minuten in kaltes Wasser legen.
3 Den Backofen auf 160°C vorheizen. Die Kartoffel-Stifte abtrocknen und auf ein Backblech legen.
4 Die Kartoffeln mit dem Olivenöl einpinseln und für etwa 25 Minuten im Ofen backen.
5 Avocado halbieren, entkernen und das Fruchtfleisch in eine Schüssel oder einen Blender geben.
6 Zitrone halbieren, auspressen und den Saft zur Avocado geben.
7 Die Gartenkresse abschneiden; eine Hälfte aufheben, den Rest zur Avocado geben.
8 Alle Zutaten pürieren und für die Cremigkeit eventuell nach und nach etwas von der Mandelmilch dazugeben.
9 Mit Salz und weißem Pfeffer abschmecken.
10 Die fertigen Pommes aus dem Backofen in eine Schüssel geben, mit dem Kräutersalz würzen.
11 Pommes mit dem Avocado-Dip auf zwei Tellern anrichten und mit der restlichen Gartenkresse dekorieren.

Leckeres Ratatouille aus dem Backofen

einfach I 2 Portionen

ZUTATEN

½ Zwiebel | ½ Dose gehackte Tomaten | 2 EL Olivenöl | Salz | Pfeffer | Cayennepfeffer | einige Stängel Thymian | einige Stängel Basilikum | Rotwein (optional) | 250 g Tomaten | 125 g Aubergine | 125 g Zucchini

ZUBEREITUNG

1 Zwiebel schälen und würfeln.
2 In einer ofenfesten Pfanne 1 EL Olivenöl erhitzen.
3 Bei mittlerer Hitze die Zwiebel glasig anschwitzen.
4 Die gehackten Tomaten und optional den Rotwein hinzugeben.
5 Mit Salz, Pfeffer, Cayennepfeffer und den Kräutern würzen.
6 5 Minuten auf dem Herd köcheln lassen.
7 Tomaten, Auberginen und Zucchini waschen und in etwa 2 bis 3 mm dicke Scheiben schneiden.
8 Das Gemüse mit Salz und Pfeffer würzen.
9 Die Gemüsescheiben ringförmig abwechselnd auf der Tomatensauce in der Pfanne anrichten.
10 Zwischen das Gemüse einige Stiele Thymian stecken und etwa 1 EL Olivenöl darüber geben.
11 Mit Alufolie oder einem Deckel abgedeckt im vorgeheizten Ofen bei 180°C für 20 bis 30 Minuten garen.

Pikante Auberginen aus dem Ofen

einfach I 2 Portionen

ZUTATEN

400 g Aubergine | 100 g vorgegarte Kichererbsen | 1 rote Zwiebel | 1 Knoblauchzehe | 50 g Mangold oder frischer Spinat | 1 TL Sambal Oelek | 1 TL Sesamöl | 2 EL Olivenöl | 1 EL Agavendicksaft | 2 EL Zitronensaft | Salz | Pfeffer | 1 Messerspitze geräuchertes Paprikapulver | 2 EL Pistazien | 2 EL Granatapfelkerne | 1 TL Tahini | 1 EL Wasser

ZUBEREITUNG

1 Backofen auf 180°C vorheizen.

2 Zwiebel schälen, putzen und in feine Ringe schneiden. Die Aubergine in ca. 1,5 cm große Würfel schneiden.

3 Den Knoblauch schälen und feinhacken.

4 In einer Schüssel Sambal Oelek, Sesamöl, Olivenöl, 1 EL Zitronensaft, Agavendicksaft mit Salz, Pfeffer und dem Paprikapulver verrühren.

5 Auberginenwürfel, Kichererbsen, Zwiebelringe und Knoblauch mit der Marinade vermengen.

6 Alles auf ein Backblech verteilen und 20 Minuten backen.

7 Für das Dressing alle Zutaten zusammenrühren.

8 Gewaschenen Mangold auf zwei Tellern verteilen.

9 Das Gemüse auf dem Mangold verteilen und Dressing darüber geben.

10 Mit Granatapfelkernen und Pistazien dekorieren.

Gefüllte Ofenpaprika mit Quinoa

einfach | 2 Portionen

Zutaten

125 g Quinoa | 300 ml Gemüsebrühe | 2 rote Paprika | 1 Zweig Koriander | 2½ EL Olivenöl | 1 Zwiebel | ½ TL edelsüßes Paprikapulver | 1 Messerspitze schwarzer Pfeffer | ½ TL Salz

Zubereitung

1 Quinoa unter warmem Wasser abspülen, bis dieses klar bleibt.

2 In 250 ml Gemüsebrühe die Quinoa abgedeckt für 15 Minuten bei geringer Temperatur garen.

3 Paprikaschoten waschen und den Deckel abschneiden; die Kerne und Innenhäute entfernen.

4 Den Koriander waschen, trockenschütteln und fein hacken.

5 Mit 1 TL Olivenöl eine Auflaufform auspinseln.

6 Zwiebeln schälen, putzen und in feine Würfel schneiden.

7 Quinoa vom Herd nehmen. Übriges Wasser abgießen, falls nötig.

8 Ofen auf 220°C vorheizen (Umluft: 200°C).

9 In einem Topf das restliche Öl erhitzen und die Zwiebelwürfel glasig dünsten.

10 Quinoa, Salz, Pfeffer, Paprika und den Koriander dazugeben und verrühren.

11 Die Quinoa-Mischung in die Paprika füllen und den Deckel der Paprika aufsetzen.

12 Die befüllten Paprikas in die Auflaufform setzen; die restliche Gemüsebrühe in den Boden geben und im vorgeheizten Backofen für 20 bis 25 Minuten garen.

13 Heiße Paprikaschoten auf Tellern anrichten und genießen.

Gebackener Gewürzblumenkohl

einfach I 2 Portionen

ZUTATEN

½ kg Blumenkohl | 125 g Cherrytomaten | 2 Schalotten | 2 Knoblauchzehen | 1½ frische Lorbeerblätter | ¼ TL Schwarzkümmel | ¼ TL Koriandersamen | ¼ TL Kurkumapulver | 1 EL Zitronensaft | 1½ EL Olivenöl | Pfeffer | Salz | Petersilie

ZUBEREITUNG

1 Backofen auf 180°C (Umluft: 160°C) vorheizen.
2 Blumenkohl putzen, waschen und in feine Röschen teilen.
3 Knoblauch sowie Schalotten schälen und halbieren.
4 Kirschtomaten waschen, putzen und halbieren.
5 Die vorbereiteten Zutaten zusammen mit den Lorbeerblättern in eine Auflaufform geben.
6 Koriander und Kümmel in einem Mörser zerstoßen.
7 Zusammen mit Kurkuma, Öl und Zitronensaft verrühren. Anschließend mit Salz und Pfeffer abschmecken.
8 Das fertige Gewürz-Öl in der Auflaufform mit dem Gemüse vermengen und gleichmäßig verteilen.
9 Im Backofen 25 Minuten goldbraun backen lassen.
10 Petersilie waschen, trockenschütteln und die Blätter feinhacken.
11 Den gebackenen Blumenkohl auf Tellern anrichten und mit der Petersilie bestreuen.

Gemüse-Spieße für Backofen oder Grill mit Joghurt-Minz-Dip

einfach I 6 Spieße

ZUTATEN

3 Paprika | 4 rote Zwiebeln | 1 bis 2 Zucchini | 100 ml Olivenöl | 1 EL getrockneter Oregano | 1 Knoblauchzehe | 1 TL Agavendicksaft | 1 EL Zitronensaft | Salz | Pfeffer | frische Minze | ¼ Salatgurke | 250 g Sojajoghurt | Holzspieße

ZUBEREITUNG

1 Holzspieße für mindestens 15 bis 20 Minuten im Wasser einweichen.
2 Backofen auf 200°C vorheizen.
3 Paprika halbieren, putzen und in Stücke schneiden.
4 Zwiebeln schälen, in Scheiben schneiden oder halbieren.
5 Zucchini in Scheiben schneiden.
6 Knoblauch schälen und fein hacken.
7 Für die Marinade Olivenöl, Oregano, gehackten Knoblauch, Agavendicksaft, Salz, Pfeffer und Zitronensaft verquirlen.
8 Das geschnittene Gemüse abwechselnd auf die Holzspieße stecken.
9 Die Spieße in eine Auflaufform oder Pfanne legen.
10 Mit der Marinade das Gemüse bestreichen und die Gemüsespieße in den Backofen legen.
11 Nach 10 bis 15 Minuten die Spieße einmal wenden und für weitere 10 Minuten im Backofen rösten.
12 Für den Joghurt-Minze-Dip die Gurke grob raspeln.
13 Die Minze abwaschen, trockenschütteln und fein hacken.
14 Den Soja-Joghurt mit Gurke und Minze verrühren.
15 Mit Salz und Pfeffer abschmecken.

Gebackener Ofen-Sellerie mit Kartoffeln und Pilzsauce

einfach I 2 Portionen

Zutaten

300 g Knollensellerie | 4 EL Olivenöl | 3 Zweige Thymian | 1 Zweig Rosmarin | 1 TL geräuchertes Paprikapulver | 250 g festkochende, kleine Kartoffeln | 100 g Champignons | 100 g Kräuterseitlinge | 100 ml Hafersahne | 50 ml Gemüsebrühe | 1 EL Erdnussöl | ½ TL Maisstärke | ½ EL Edelhefeflocken | 1 Messerspitze Muskatnusspulver | 1 EL gehackte Petersilie | Salz | Pfeffer

Zubereitung

1 Den Backofen auf 180°C Umluft vorheizen und ein Backblech mit Backpapier auslegen.

2 Sellerie gründlich mit einer Gemüsebürste unter Wasser abspülen und auf das Backblech legen. Mit 3 EL Olivenöl einreiben.

3 2 Zweige Thymian und den Rosmarin abzupfen. Die Blätter auf dem Sellerie verteilen und rundherum mit geräuchertem Paprikapulver und Pfeffer bestäuben. Kräftig salzen und alles mit den Händen in den Sellerie einmassieren.

4 Den Sellerie mit dem Backpapier einwickeln, auf ein Stück Alufolie legen und erneut einwickeln. Auf das Backblech legen und 120 Minuten im Ofen backen.

5 Kartoffeln waschen, putzen und halbieren. In eine Schüssel geben.

6 1 EL Olivenöl, die Blätter des Thymianzweiges, Paprikapulver, Salz und Pfeffer dazugeben (30 Minuten bevor der Sellerie aus dem Ofen genommen wird).

7 Die Kartoffeln in eine Auflaufform geben und zu dem Sellerie in den Ofen stellen.

8 Die Pilze in Scheiben schneiden.

9 Das Erdnussöl in einer Pfanne erhitzen und die Pilze darin 5 Minuten scharf anbraten.

10 Mit Muskat, Salz und Pfeffer würzen.

11 Mit der Gemüsebrühe ablöschen, die Hafersahne einrühren und weitere 2 Minuten köcheln lassen.

12 Mit der Maisstärke abbinden, kurz aufkochen lassen und die Pilzsauce vom Herd nehmen.

13 Hefeflocken einrühren, mit Salz und Pfeffer abschmecken und die gehackte Petersilie unterrühren.

14 Kartoffeln sowie Sellerie aus dem Ofen nehmen, aus Alufolie und Backpapier herauslösen und in etwa 1 cm breite Scheiben schneiden.

15 Selleriescheiben mit den Kartoffeln und der Pilzsauce anrichten.

Blumenkohl-Topf

einfach | 2 Portionen

ZUTATEN

500 g Blumenkohl | 2 EL Mandelblättchen | 25 g hitzebeständige, vegane Margarine | ein wenig geriebene Muskatnuss | Salz

ZUBEREITUNG

1 Blumenkohl putzen und in Röschen schneiden.
2 In kochendes Salzwasser geben und bissfest garen.
3 Aus dem Wasser herausnehmen, gut abtropfen lassen und in eine Auflaufform geben.
4 Mandelblättchen in einer beschichteten Pfanne anrösten.
5 Margarine hinzugeben und flüssig werden lassen.
6 Etwas salzen und mit geriebenem Muskat überstreuen.
7 Die Masse über den Blumenkohl verteilen.
8 Auflaufform in den Backofen schieben und wenige Minuten überbacken.

Gefüllte Champignons aus dem Ofen

einfach I 2 Portionen

ZUTATEN

1 EL Margarine | 250 g Sellerie | 10 große Champignons | 35 g Sonnenblumenkerne | ½ EL Sojasauce | 50 ml Sojasahne | ½ EL Hefeflocken | ½ TL Kartoffelstärke | 1½ EL gehacktes Basilikum | Salz und Pfeffer

ZUBEREITUNG

1 Den Backofen auf 180°C Umluft vorheizen.

2 Ein Blech mit Backpapier auslegen und bereitstellen.

3 Den Sellerie schälen und in feine Würfel schneiden.

4 Die Stiele aus den Champignons schneiden und ebenfalls fein würfeln.

5 Die Margarine in einer Pfanne erhitzen und den gewürfelten Sellerie etwa 3 Minuten darin anbraten.

6 Anschließend die gewürfelten Champignon-Stiele und Sonnenblumenkerne für 2 Minuten mitbraten.

7 Die Kartoffelstärke mit 1 EL Wasser anrühren.

8 Das Gemüse in der Pfanne mit der Sojasauce und -sahne ablöschen.

9 Die Hefeflocken dazugeben und die angerührte Kartoffelstärke einrühren.

10 Kurz aufkochen lassen, das gehackte Basilikum unterheben und die Füllung mit Salz und Pfeffer abschmecken.

11 Die Masse in die Champignon-Köpfe füllen, auf das Backblech setzen und für 10 Minuten im Backofen backen.

Schnelle Backkartoffeln mit Kürbis

einfach | 2 Portionen

ZUTATEN

4 gleichgroße Backkartoffeln | 4 EL Erdnussöl | 2 EL pflanzliche Margarine | 450 g Hokkaidokürbis | 60 g Frühlingszwiebel | 1 EL Hefeflocken | ¼ TL Paprikapulver | 1 Prise gemahlener Kümmel | 1 Prise gemahlene Muskatnuss | 15 g weißes Mandelmus | 2 EL geschälte Mandeln

ZUBEREITUNG

1. Backofen auf 200°C (Umluft: 180°C) vorheizen.
2. Die Kartoffeln jeweils mit einem EL Erdnussöl und ein wenig Salz einreiben.
3. In Alufolie wickeln und in eine Auflaufform legen.
4. Im Ofen für 50 bis 60 Minuten backen.
5. Den Kürbis waschen, entkernen und das Fruchtfleisch grob reiben.
6. Frühlingszwiebeln in feine Streifen schneiden – dabei den grünen vom weißen Teil trennen.
7. Für die Füllung ca. 15 Minuten vor Ende der Backzeit in einer Pfanne die Margarine erhitzen.
8. Den Kürbis mit den weißen Frühlingszwiebelringen etwa 3 Minuten andünsten.
9. Im Anschluss mit den Hefeflocken, Paprika, Kümmel, Muskat sowie Salz und Pfeffer würzen.
10. Das Mandelmus mit 2 EL Wasser anrühren und zu dem Kürbisgemüse in die Pfanne geben und abschmecken.
11. Die geschälten Mandeln hacken und in einer Pfanne ohne Öl goldbraun rösten.
12. Aus dem Ofen die fertig gegarten Kartoffeln nehmen und diese von der Alufolie befreien.
13. Mit einem Messer der Länge nach halbieren und durch Zusammendrücken an den kurzen Seiten eine Öffnung entstehen lassen.
14. Die Füllung in die Öffnung hineingeben und mit dem Frühlingszwiebel-Grün sowie den gerösteten Mandeln bestreut servieren.

Vegan

Auch die vegane Küche hält einige leckere Rezepte für die basische Ernährung bereit. Nicht jeder hat stundenlang Zeit, sich in die Küche zu stellen und zu kochen, sodass Sie nachfolgend ein paar Rezeptideen finden, die schnell und einfach mit Zutaten zubereitet werden können, die oftmals vorrätig sind.

Veganer bayrischer Frühstücksbrei

einfach I 2 Portionen

ZUTATEN

2 EL Hirseflocken | 2 EL Buchweizenflocken | 250 ml Mandeldrink oder Mandelmilch (alternativ Hafermilch) | 1 EL gepuffter Amaranth | 1 EL Sonnenblumenkerne | 1 EL Kürbiskerne | 1 EL ganze Mandeln | 1 Apfel | 2 EL Ananasstückchen (ggf. TK-Ware)

ZUBEREITUNG

1. Die Flüssigkeit in einen Topf geben und die Hirse- sowie Buchweizenflocken in die kalte Flüssigkeit einrühren.
2. Alles aufkochen und solange unter Rühren weiter kochen, bis die gewünschte Dicke erreicht ist.
3. Topf von der Kochplatte nehmen und Amaranth unterrühren.
4. In einem Standmixer den kleingeschnittenen Apfel, die Ananasstückchen, Sonnenblumenkerne, Kürbiskerne und Mandeln mit ein wenig Wasser pürieren.
5. Anschließend diese Masse in den Brei rühren.

Alternativ statt Äpfel und Ananas schmecken auch Mango, Banane oder Himbeeren sehr gut in diesem Brei.

Möhren-Zucchini-Puffer

ganz einfach | 2 Portionen

ZUTATEN

250 g Möhren / Karotten | 250 g Zucchini | 5 gehäufte TL Buchweizenmehl | 1 gehäufter TL gekörnte Gemüsebrühe | ein wenig Pflanzenmilch bzw. Pflanzendrink (alternativ Pflanzensahne)

ZUBEREITUNG

1 Die Karotten schälen oder schrappen; anschließend mit dem Gemüsehobel oder einer Küchenmaschine in feine Streifen hobeln.
2 Zucchini gründlich waschen und ebenso in Streifen schneiden.
3 Das gehobelte Gemüse in eine Schüssel geben; ebenso wie ein klein wenig Pflanzensahne, Buchweizenmehl und die Gemüsebrühe.
4 Alles miteinander vermengen – die Masse sollte nicht zu flüssig werden.
5 Bei mittlerer Hitze kleine, flache und knusprige Puffer (wie man es von Reibekuchen her kennt) in einer Pfanne backen.

Dieses schnelle und gut sättigende Gericht lässt sich als Hauptspeise, aber auch als Beilage servieren.

Kleiner Tipp: Hierzu schmeckt auch ein Dipp und/oder grüner bzw. gemischter Salat.

Pilz-Brokkoli-Kartoffel-Pfanne

einfach I 2 Portionen

ZUTATEN

1 kleiner Schuss Öl | 1 mittelgroße, kleingewürfelte Zwiebel | 1 große Kartoffel (ebenso kleingewürfelt) | 1 Kopf Brokkoli, der in Röschen kleingeschnitten wird | 6 mittelgroße, in Scheiben geschnittene Champignons | 1 gehäufter TL gekörnte (hefefreie) Gemüsebrühe (alternativ Salz, Pfeffer)

ZUBEREITUNG

1 In einer beschichteten, großen Pfanne das Öl erhitzen.
2 Zwiebeln anschwitzen.
3 Anschließend die Kartoffelwürfel anbraten, damit sie richtig schön Farbe bekommen.
4 Brokkoli und Pilzscheiben hinzugeben, sobald die Kartoffeln fast gar sind.
5 Alles mit der gekörnten Brühe bestreuen und vermischen.
6 Mit Deckel verschließen und etwa 5 Minuten leicht köcheln lassen, dabei die Temperatur herunterdrehen.
7 Sobald der Brokkoli die richtige Bissfestigkeit hat, ist das Gericht fertig.

Kokos-Creme mit Apfelmark

einfach I 2 Portionen

ZUTATEN

250 g Kokosmilchjoghurt (vegan) | 350 g Apfelmark | 4 TL gemahlene Braunhirse | 2 EL Erdmandelflocken | 1 TL Zimt | 1 EL Zitronensaft

ZUBEREITUNG

1 Sämtliche Zutaten in eine Schüssel geben und miteinander vermischen
2 Anschließend auf zwei Schälchen verteilen.

Kartoffel-Lauch-Pfanne

einfach | 2 Portionen

ZUTATEN

350 g Kartoffeln | 3 EL Öl | 1 mittelgroße rote, kleingewürfelte Zwiebel | 1 Stange Lauch | Salz nach Bedarf

ZUBEREITUNG

1 Die Kartoffeln schälen und in kleine Würfel schneiden.
2 Den Lauch der Länge nach durchschneiden und anschließend in kleinere Streifen schneiden, dann gründlich waschen.
3 Das Fett in einer Panne erhitzen und die Zwiebelstückchen anschwitzen.
4 Kartoffelwürfel dazugeben und unter Wenden braten, sodass sich schöne Röstaromen bilden.
5 Lauch hinzugeben und weiter unter Wenden braten.

Sollten die Kartoffeln noch zu hart sein, legen Sie einfach einen Deckel auf die Pfanne und garen bei geringer Temperatur weiter.

Grießbrei mit Buchweizen

einfach | 2 Portionen

ZUTATEN

400 ml Kokosmilch | 200 ml Mandelmilch | 100 g Buchweizengrieß | 1 Handvoll Obst nach Belieben

ZUBEREITUNG

1 Mandelmilch und Kokosmilch zusammen in einem Topf aufkochen.
2 Topf von der Herdplatte nehmen und den Buchweizengrieß einrühren.
3 Den Brei auf zwei Dessertschalen verteilen, abkühlen lassen und mit frischem Obst belegen.

Wirsing-Rouladen

einfach, aber zeitaufwendig | 2 Portionen

Zutaten

4 bis 5 recht große Wirsingblätter | 200 g Hokkaidokürbis | 400 g Kartoffeln | 1 rote Paprikaschote | 1 mittelgroße Zwiebel | 2 große Knoblauchzehen | 1 Dose Tomatenstückchen | 200 ml Gemüsebrühe | 3 EL Bratöl (z.B. Olivenöl) | 1 Prise Cayennepfeffer | etwas geriebene Muskatnuss | Salz und Pfeffer

Zubereitung

1 Kürbis (ohne Kerngehäuse) und Kartoffeln schälen und in Würfel schneiden.

2 Paprika, Knoblauch und Zwiebeln ebenso in kleine Würfel schneiden.

3 Die abgetrennten Wirsingblätter am Strunk ein wenig flach schneiden und etwa 4 bis 5 Minuten im sprudelnden Salzwasser kochen; anschließend sofort in kaltem Wasser abschrecken.

4 Jedes Blatt zum Trocknen zwischen zwei Küchentücher legen.

5 Kartoffeln in ein wenig Salzwasser garen, Wasser abschütten, mit Muskatnuss würzen und durch eine Kartoffelpresse drücken oder mit einem Kartoffelstamper zerdrücken. Dann beiseitestellen.

6 Gleiche Vorgehensweise beim Kürbis. Dieser wird noch mit dem Cayennepfeffer gewürzt. Ebenso beiseitestellen.

7 Die Zwiebeln in heißem Öl im Topf oder einer Pfanne andünsten und mit dem Inhalt der Tomatendose ablöschen.

8 Brühe dazugeben und das Ganze ein wenig einkochen lassen. Die Tomatensoße in eine große Auflaufform geben und zur Seite stellen.

9 Knoblauch und die Paprikawürfel ebenso in Öl dünsten und mit Salz und Pfeffer würzen.

10 Nun werden die Wirsingblätter jeweils zu gleichen Teilen bestrichen: Zuerst kommt die Kartoffelmasse, anschließend die Kürbismasse, darauf kommen die Paprikawürfel. Von der Seite mit der dicken Rippe wird angefangen aufzurollen, wobei die Seitenränder eingeschlagen werden, damit die Masse nicht entweichen kann. Die Rouladen in die Tomatensauce setzen, wobei das offene Ende der Roulade unten sein sollte.

11 Mit Öl bestreichen und die Wirsingrouladen bei 180°C bis 200°C (Unter-/Oberhitze) etwa 40 Minuten im Backofen garen.

Indisches Gemüsesüppchen

ein wenig zeitaufwendig I 2 Portionen

ZUTATEN

80 g rote Linsen | ca. 850 ml Wasser | 200 g festkochende Kartoffeln | 100 g Möhren / Karotten | 2 EL Kokosöl | 1 EL Ingwer (gerieben) | 2 TL Currypulver | 1 TL Kreuzkümmelpulver | 1 EL dunkle Sojasoße (auch bekannt als Tamari) | 1 EL frisch gepresster Zitronensaft | 100 ml Kokosmilch | Salz und Pfeffer (frisch gemahlen) | 2 EL gekackter Koriander | 2 EL Kichererbsenmehl | 300 g Blumenkohl

ZUBEREITUNG

1 Linsen gründlichst abspülen, sodass sie nicht mehr schäumen.
2 Kartoffeln schälen, abspülen und in ca. 7× 7 Würfel schneiden.
3 Möhren schälen und grob raspeln.
4 Blumenkohl säubern und in kleine Röschen schneiden.
5 Die roten Linsen mit dem Wasser aufkochen; anschließend die Hitze reduzieren und etwa 10 Minuten leicht köcheln lassen.
6 Möhren und Kartoffeln dazugeben und weitere 10 Minuten garen.
7 Zwischenzeitlich Kokosöl in einer Pfanne erhitzen und geriebenen Ingwer, Currypulver und Kreuzkümmelpulver unter ständigem Rühren ein paar Sekunden rösten.
8 Kokosmilch hinzufügen, aufkochen; anschließend vom Herd nehmen.
9 Wenn die Linsen und das Gemüse gar sind, kommt der Pfanneninhalt in den Linsentopf.
10 Sojasoße und Zitronensaft dazugeben und mit Salz und Pfeffer abschmecken.
11 Von der Suppe ca. 2 Schöpfkellen entnehmen und in den Standmixer oder ein hohes Gefäß geben und pürieren.
12 Anschließend kommt der Brei wieder in den Topf zurück.
13 Curry, Kichererbsenmehl, Kreuzkümmelpulver, Salz und Pfeffer in einem Schüsselchen vermengen und die noch leicht feuchten Blumenkohl-Röschen damit panieren.
14 Erneut 1 EL Kokosöl erhitzen und die panierten Blumenkohl-Röschen darin von allen Seiten goldbraun braten und anschließend in eine Schüssel geben.
15 Die Gemüsesuppe auf zwei Suppentellern verteilen und die gebackenen Blumenkohl-Röschen (bestreuen mit Koriander) auf das Süppchen geben.

Vegetarisch

Weißkraut-Kartoffel-Topf

einfach | 2 Portionen

Zutaten

600 bis 700 g Weißkohl | etwas Öl | 2 große Zwiebeln | ½ rote Paprika | 3 kleine Kartoffeln | 3 TL Tomatenmark | 1 TL Paprikapulver | Salz nach Geschmack | 1 Messerspitze Koriander

Zubereitung

1 Vom Weißkohl die äußeren Blätter entfernen und fein schneiden oder mit einem Gemüsehobel in Streifen raspeln.
2 Zwiebeln ebenso in dünne Scheiben schneiden.
3 Kartoffeln schälen und würfeln.
4 Paprika entkernen und ebenso würfeln.
5 Öl in einen großen Kochtopf geben, sodass der Boden leicht bedeckt ist und darin die Zwiebeln andünsten.
6 Anschließend den Weißkohl hinzugeben und unter ständigem Rühren ebenso anbraten.
7 Ggf. etwas Flüssigkeit hinzugeben oder den Deckel auflegen und ein wenig köcheln lassen.
8 Mit Tomatenmark, Paprikapulver, Salz und Koriander würzen.
9 Kartoffelwürfel dazugeben und bei geringer Hitze weiter garen.
10 Kurz vor Ende der Garzeit die Paprikawürfel in den Topf geben. Diese aber nicht mehr kochen, sondern nur warm werden lassen.

Kürbiscremesuppe

einfach | 2 Portionen

ZUTATEN

½ mittelgroße Zwiebel | 50 bis 60 g Kartoffeln | 200 g Kürbis (z.B. Hokkaido) | 1 EL Süßrahmbutter | 200 ml Gemüsebrühe | 100 ml Milch | etwas geriebene Muskatnuss | 1 TL Zitronensaft | ½ Becher Schlagsahne | ein Spritzer Ahornsirup

ZUBEREITUNG

1. Kartoffeln schälen und würfeln.
2. Zwiebel schälen und in kleine Würfel schneiden.
3. Kürbis von der Schale und den Kernen befreien, ebenso würfeln.
4. Die Zwiebel in der Butter glasig schmoren.
5. Kürbis und Kartoffeln dazugeben.
6. Mit Gemüsebrühe und Milch ablöschen.
7. Einmal aufkochen lassen, Temperatur herunterdrehen und im geschlossenen Topf so lange garen lassen, bis die Kartoffeln gar sind.
8. Zitronensaft untermischen.
9. Noch einmal aufkochen lassen und die Schlagsahne sowie einen Spritzer Ahornsirup hinzugeben.
10. Das Ganze abschmecken.

Ofenkartoffeln in Möhren-Lauch-Curry

einfach I 2 Portionen

ZUTATEN

400 g Kartoffeln | 2 Stängel Rosmarin | 2 EL Olivenöl | etwas Salz | ca. 500 g Petersilienwurzel | 250 g Karotten / Möhren | 1 Stange Lauch | 1 Knoblauchzehe | 1 Stück Ingwer (ca. 10 g) | etwas Currypulver oder 1 EL gelbe Currypaste | ½ rote Chilischote | 250 ml Brühe | 200 ml cremige Kokosmilch | ca. 1 TL Zitronensaft | ½ Bund Koriander

ZUBEREITUNG

1 Backofen vorheizen.

2 Kartoffeln gut waschen, abtrocknen und in Spalten aufschneiden.

3 Zusammen mit Öl und Salz in einer Schüssel vermengen.

4 Auf ein mit Backpapier ausgelegtes Backblech gleichmäßig verteilen.

5 Im Backofen bei 200°C (Umluft 180°C) etwa 15 Minuten backen.

6 Danach die von den Stielen befreiten Rosmarinnadeln waschen, ein wenig trocken schütteln und auf den Ofenkartoffeln verteilen.

7 Weitere 10 bis 15 Minuten backen, bis sie gar sind.

8 Möhren / Karotten und Petersilienwurzeln waschen, schälen und in kleine Stückchen schneiden.

9 Die Lauchstange längs halbieren, gründlichst waschen und anschließend in Ringe schneiden.

10 Ingwer und Knoblauch schälen und klein hacken.

11 Die gesäuberte Chilischote halbieren und ebenso fein hacken.

12 Das restliche Öl erhitzen und darin Chili, Ingwer und Knoblauch etwa 2 Minuten bei mittlerer Hitze dünsten.

13 Das Gemüse hinzugeben und weitere 3 bis 4 Minuten dünsten.

14 Currypulver oder -paste einrühren und mit Kokosmilch und Brühe ablöschen; danach salzen.

15 Hin und wieder umrühren und etwa 15 Minuten bissfest köcheln lassen.

16 Mit Salz und dem Zitronensaft abschmecken.

17 Koriander säubern, trocken schütteln und fein hacken.

18 Das Möhren-Lauch-Curry auf zwei Teller verteilen und mit Koriander bestreuen.

19 Dazu die Ofenkartoffeln reichen.

Feta-Radieschen-Gurken-Salat

einfach | 2 Portionen

Zutaten

2 Bauerngurken (alternativ Salatgurke) | 200 g Feta | 1 ganzer Bund Radieschen | ca. 80 g Rucola | 2 kleine Gewürzgurken | ca. 3 EL Zitronensaft (je nach Geschmack) | 4 EL Olivenöl | 1 TL Honig | 1 TL Senf | zum Würzen Salz und Pfeffer

Zubereitung

1 Bauerngurke und Radieschen säubern, putzen und mit Schale in dünne Scheiben schneiden.
2 Rucola gründlich waschen und in einer Salatschleuder ein wenig trockenschleudern.
3 Feta kleinschneiden oder zerbröseln.
4 Gewürzgurken in Scheiben schneiden, anschließend mit Bauerngurke und Radieschen vermengen.
5 Öl, Senf, Honig und Zitronensaft für das Dressing miteinander verrühren, mit Salz und Pfeffer abschmecken.
6 Den Salat mit dem Dressing vermischen.
7 Kleingeschnittenen Feta sowie Rucola als Topping auf den Salat geben.

Champignon-Porridge

mittel | 2 Portionen

Zutaten

120 g Hirse (gekocht) | 100 ml Gemüsebrühe | 3 Frühlingszwiebeln | ¼ l Pflanzendrink (z.B. Cashewdrink) | 200 g frische Champignons | 2 Stängel Thymian | etwas geriebene Muskatnuss | 1 EL Olivenöl | 2 EL gehackte Petersilie | Salz | Pfeffer

Zubereitung

1. Hirse gründlich waschen und nach Anleitung auf der Packung ca. 10 Minuten quellen lassen.
2. Danach 100 ml Pflanzendrink hinzufügen.
3. Die gekochte Hirse auf niedrigster Stufe warmhalten.
4. Pilze putzen und in Scheiben schneiden.
5. Frühlingszwiebeln waschen und in Ringe kleinschneiden.
6. Thymian waschen und etwas trocken schütteln.
7. Öl in einer Pfanne erhitzen, Zwiebeln ins Öl geben und etwa 2 bis 3 Minuten bei mittlerer Temperatur schmoren lassen, bis sie glasig sind.
8. Thymian und Champignons hinzufügen; weitere 2 bis 3 Minuten leicht köcheln lassen.
9. Mit Gemüsebrühe anschließend ablöschen und den restlichen Pflanzendrink einrühren.
10. Die Masse weitere 5 Minuten etwas einkochen lassen.
11. Mit geriebener Muskatnuss, Salz sowie Pfeffer abschmecken und zum Hirsebrei geben.
12. Mit der gehackten Petersilie bestreuen.

Brokkoli-Möhren-Quiche

nicht ganz so einfach und zeitaufwendig | 1 Quiche-Form ergibt 6 große Portionen

ZUTATEN

50 g kalte Süßrahmbutter | 75 g Dinkelvollkornmehl | zusätzlich etwas Mehl zum Bearbeiten | ¼ TL Backpulver | 25 g gemahlene Mandeln | 2 Eier | 200 g Karotten / Möhren | 2 Frühlingszwiebeln | 1 TL Rapsöl | 200 g Brokkoli-Röschen | etwas Salz | 40 g Ziegenkäse (Hartkäse) | 150 g Ziegenkäse (frisch) | 75 ml ungesüßte Mandelmilch | 1 bis 2 EL frische, gehackte Kräuter (z.B. Schnittlauch, Kerbel, Petersilie) | Salz | Pfeffer | geriebene Muskatnuss

ZUBEREITUNG

1 Butter für den Teig in kleine Stückchen schneiden.

2 Mehl, Backpulver, Mandeln, Butter, 1 Ei und 4 EL kaltes Wasser zu einem glatten Teig kneten.

3 Eingewickelt in Frischhaltefolie ca. 30 Minuten im Kühlschrank kaltstellen.

4 Frühlingszwiebeln waschen, Wurzel abschneiden und vierteln.

5 Welke Blätter vom Grün der Frühlingszwiebeln entfernen und in Streifen schibbeln.

6 Karotten / Möhren schälen und in dünne Scheiben schneiden.

7 Öl erhitzen, Frühlingszwiebeln anbraten, Karotten / Möhren untermischen und alles ca. 4 bis 5 Minuten brutzeln lassen.

8 Etwas Wasser dazu gießen und das Ganze ca. 7 bis 8 Minuten leicht köcheln lassen, bis die Karotten / Möhren bissfest sind und das Wasser verkocht ist.

9 Brokkoli säubern, kleine Röschen vom Strunk schneiden und etwa 3 Minuten im Salzwasser bissfest kochen.

10 Abschrecken und abtropfen lassen.

11 Die Quicheform mit Butter einpinseln.

12 Den gekühlten Teig auf etwas Mehl ausrollen und die Form damit auslegen; am Rand den Teig hochziehen.

13 Das gegarte Gemüse darauf verteilen.

14 Hartkäse reiben, mit Mandeldrink, dem zweiten Ei, Ziegenfrischkäse und den Kräutern vermischen.

15 Mit Muskat, Salz und Pfeffer die Masse abschmecken und auf die Gemüsemasse schütten.

16 Im vorgeheizten Backofen bei 180°C (Umluft: 160°C) ca. 40 bis 45 Minuten backen.

Rotkohl-Salat mit Beeren

einfach I 2 Portionen

ZUTATEN

300 g Rotkohl | 150 g frische Blaubeeren | 1 kleiner, säuerlicher Apfel | ½ bis 1 EL Zitronensaft | 2 EL Apfelessig | ½ bis 1 EL Ahornsirup | 2 bis 3 EL Apfelsaft | 1 EL Rapsöl | Salz | Pfeffer

ZUBEREITUNG

1 Rotkohl von den äußeren Blättern befreien und fein raspeln oder von Hand in dünne Streifen schneiden.

2 1 TL Salz dazugeben und gut vermischen.

3 Etwa 20 Minuten ziehen lassen – dabei immer mal wieder umrühren.

4 Apfel waschen, in Viertel schneiden, das Kerngehäuse entfernen und noch einmal jeweils längs durchschneiden.

5 Die Blaubeeren vorsichtig waschen und ein wenig trocken tupfen.

6 Aus Öl, Essig, Zitronen- und Apfelsaft, Ahornsirup sowie Pfeffer das Dressing zubereiten.

7 Den Rotkohl mit den Beeren, den Apfelstückchen und dem Dressing vermengen und mit Salz und Pfeffer abschmecken.

Warmer Gemüsesalat

einfach | 2 Portionen

ZUTATEN

jeweils 150 g Brokkoli (Röschen), Blumenkohl (Röschen) sowie Karotten / Möhren | ½ Bund Basilikum | 1½ EL Balsamessig (dunkel, vegan) | 2 EL Olivenöl | Salz | Pfeffer

ZUBEREITUNG

1. Brokkoli- und Blumenkohl-Röschen waschen und putzen.
2. Brokkoli ca. 5 Minuten blanchieren, anschließend sofort kalt abschrecken.
3. Blumenkohl etwa 6 bis 7 Minuten in kochendem Salzwasser garen, ebenso anschließend abschrecken.
4. Karotten / Möhren schälen und leicht schräg in Scheiben hobeln oder von Hand schneiden.
5. In siedendem Wasser 2 bis 3 Minuten blanchieren, abgießen und mittels eines Siebes gut abtropfen lassen.
6. Basilikum waschen, ein wenig trocken schütteln und die Blättchen abrupfen.
7. Öl erhitzen und Brokkoli-Röschen, Blumenkohl-Röschen sowie die Möhren unter Rühren bei schwacher bis mittlerer Hitze etwas anbraten.
8. Mit Essig ablöschen, dann mit Salz und Pfeffer abschmecken.
9. Zum Schluss die Basilikumblättchen untermischen.

Nachwort

Liebe Leserin, lieber Leser, ich danke Ihnen für den Kauf dieses Buches. Ich hoffe, Ihnen mit diesem Buch den Einstieg in das Thema „Basische Ernährung“ so einfach wie möglich gemacht zu haben.

Wenn dies so ist, würde ich mich über eine Rezension auf Amazon sehr freuen und wünsche Ihnen auch in Zukunft viel Freude mit diesem Buch und den darin enthaltenen Rezepten!

Verstehen Sie die Rezepte als Inspiration und probieren Sie gerne Neues aus.

Hat Ihnen dieses Buch gefallen?

Dann interessieren Sie sich vielleicht für weitere Bücher des Autors:

Gesund & glücklich mit Arthrose! Das große Arthrose Kochbuch mit 250 einfachen & alltagstauglichen Arthrose Rezepten

Gelenkschmerzen & Rheuma lindern durch gesunde & entzündungshemmende Ernährung

Gesund & glücklich!
Kochbuch für Diabetes Ernährung

250 einfache Rezepte, die Diabetes Typ 2 lindern können – das Diabetes Kochbuch zum Bekämpfen von Insulinresistenz & metabolischem Syndrom

Impressum

Herausgeber:
Mads Jonte Thalberger
c/o autorenglück.de
Franz-Mehring-Str. 15
01237 Dresden
lieblings.buecher@web.de

Copyright © 2022 – Mads Jonte Thalberger
Bild: Freepik.com. Dieses Cover wurde mit Ressourcen von Freepik.com erstellt.

Alle Rechte vorbehalten.
ISBN: 9798840442982

Nachdrucke, Vervielfältigungen und Speicherung der Inhalte dieses Buches sind ohne schriftliche Genehmigung des Herausgebers untersagt.

Disclaimer

In diesem Buch wird das Konzept der basischen Ernährung beschrieben. Es ist wichtig zu wissen, dass es für das Konzept der Regulation des Säure-Basen-Haushaltes über die Ernährung keine medizinische Evidenz gibt. Durch den Verzehr von reichlich Gemüse und wenig Fleisch ist die basische Ernährung aber grundsätzlich eine gesunde Ernährungsform, die Ihnen nicht schaden wird.

Sollten Sie körperliche Beschwerden jeglicher Art haben, ist es wichtig, diese von einem Schulmediziner untersuchen zu lassen. Verlassen Sie sich in so einem Fall nicht allein auf die „Heilkraft“ der basischen Ernährung. Gehen Sie daher erst zum Arzt und lassen Sie Ihre Beschwerden abklären und starten Sie dann gegebenenfalls mit der basischen Ernährung.

Printed in Poland
by Amazon Fulfillment
Poland Sp. z o.o., Wrocław

18342126R00085